全国高等职业院校临床医学专业第二轮教材

U0196477

医学伦理学

第2版

（供临床医学、预防医学、口腔医学、医学影像技术等专业用）

主　编　郝军燕　傅学红

副主编　李洪华　赵　炎　吴丽华

编　者　（以姓氏笔画为序）

马　莉（黑龙江护理高等专科学校）

王丽莉（漯河医学高等专科学校）

杨梁玮（常州卫生高等职业技术学校）

李明芳（重庆三峡医药高等专科学校）

李洪华（重庆医药高等专科学校）

吴丽华（盐城市第三人民医院）

赵　炎（山东医学高等专科学校）

郝军燕（江苏医药职业学院）

傅学红（益阳医学高等专科学校）

蔡　瑜（浙江药科职业大学）

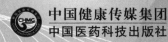

中国健康传媒集团

中国医药科技出版社

内 容 提 要

本教材是"全国高等职业院校临床医学专业第二轮教材"之一，系依据教学大纲的基本要求和课程特点编写而成。教材内容包括医学伦理学的理论基础与理论体系；医疗人际关系伦理、临床诊疗伦理、公共卫生伦理、死亡伦理、医学科研伦理、前沿医学技术伦理与医学伦理素质及其养成等内容。教材编写主旨注重案例教学、互动教学、实践教学等多种教学方式的采用，倡导学生通过交流与合作参与学习活动、完成学习任务。情境导入模块引导学生围绕典型案例情境分析、探讨相关医学伦理学问题。"素质提升"模块落实课程思政教学目标，传播社会主义核心价值观念与医疗卫生行业典型人物事迹及其蕴含的正能量。本教材具有专业针对性强、紧密结合岗位知识和职业能力要求、理论与岗位实际密切联系、对接执业助理医师资格考试要求等特点。本教材包含数字化部分，可以在线获得教学配套数字资源，包括教学 PPT、微课、视频、题库系统等数字化教学服务内容。

本教材主要供高等职业院校临床医学、预防医学、口腔医学、医学影像技术等专业师生教学使用，也可作为从事医学类相关工作的从业人员、管理工作者的自学、培训、进修教材。

图书在版编目（CIP）数据

医学伦理学/郝军燕，傅学红主编 . —2 版 . —北京：中国医药科技出版社，2022.10

全国高等职业院校临床医学专业第二轮教材

ISBN 978 - 7 - 5214 - 3518 - 4

Ⅰ.①医… Ⅱ.①郝… ②傅… Ⅲ.①医学伦理学 - 高等职业教育 - 教材 Ⅳ.①R - 052

中国版本图书馆 CIP 数据核字（2022）第 220576 号

美术编辑 陈君杞
版式设计 友全图文

出版 **中国健康传媒集团** | 中国医药科技出版社

地址 北京市海淀区文慧园北路甲 22 号

邮编 100082

电话 发行：010 - 62227427 邮购：010 - 62236938

网址 www.cmstp.com

规格 889×1194mm $\frac{1}{16}$

印张 9 $\frac{1}{4}$

字数 264 千字

初版 2018 年 7 月第 1 版

版次 2022 年 10 月第 2 版

印次 2024 年 2 月第 4 次印刷

印刷 三河市万龙印装有限公司

经销 全国各地新华书店

书号 ISBN 978 - 7 - 5214 - 3518 - 4

定价 **39.00 元**

获取新书信息、投稿、为图书纠错，请扫码联系我们。

为贯彻落实《国家职业教育改革实施方案》《职业教育提质培优行动计划（2020—2023年）》《关于推动现代职业教育高质量发展的意见》等有关文件精神，不断推动职业教育教学改革，对标国家健康战略、对接医药市场需求、服务健康产业转型升级，支撑高质量现代职业教育体系发展的需要，中国医药科技出版社在教育部、国家药品监督管理局的领导下，在本套教材建设指导委员会主任委员厦门医学院王斌教授，以及长春医学高等专科学校、江苏医药职业学院、江苏护理职业学院、益阳医学高等专科学校、山东医学高等专科学校、遵义医学高等专科学校、长沙卫生职业学院、重庆医药高等专科学校、重庆三峡医药高等专科学校、漯河医学高等专科学校、辽宁医药职业学院、承德护理职业学院、楚雄医药高等专科学校等副主任委员单位的指导和顶层设计下，通过走访主要院校对2018年出版的"全国高职高专院校临床医学专业'十三五'规划教材"进行了广泛征求意见，有针对性地制定了第二版教材的出版方案，旨在赋予再版教材以下特点。

1. 强化课程思政，体现立德树人

坚决把立德树人贯穿、落实到教材建设全过程的各方面、各环节。教材编写应将价值塑造、知识传授和能力培养三者融为一体，在教材专业内容中渗透我国医疗卫生事业人才培养需要的有温度、有情怀的职业素养要求，着重体现加强救死扶伤的道术、心中有爱的仁术、知识扎实的学术、本领过硬的技术、方法科学的艺术的教育，为人民培养医德高尚、医术精湛的健康守护者。

2. 体现职教精神，突出必需够用

教材编写坚持现代职教改革方向，体现高职教育特点，根据《高等职业学校专业教学标准》《职业教育专业目录（2021）》要求，以人才培养目标为依据，以岗位需求为导向，进一步优化精简内容，落实必需够用原则，以培养满足岗位需求、教学需求和社会需求的高素质技能型人才准确定位教材。

3. 坚持工学结合，注重德技并修

本套教材融入行业人员参与编写，强化以岗位需求为导向的理实教学，注重理论知识与岗位需求相结合，对接职业标准和岗位要求。在教材正文适当插入临床案例，起到边读边想、边读边悟、边读边练，做到理论与临床相关岗位相结合，强化培养学生临床思维能力和操作能力。

4. 体现行业发展，更新教材内容

教材建设要根据行业发展要求调整结构、更新内容。构建教材内容应紧密结合当前临床实际要求，注重吸收临床新技术、新方法、新材料，体现教材的先进性。体现临床程序贯穿于教学的全过程，培养学生的整体临床意识；体现国家相关执业资格考试的有关新精神、新动向和新要求；满足以学生为中心而开展的各种教学方法的需要，充分发挥学生的主观能动性。

5. 建设立体教材，丰富教学资源

依托"医药大学堂"在线学习平台搭建与教材配套的数字化资源（数字教材、教学课件、图片、视频、动画及练习题等），丰富多样化、立体化教学资源，并提升教学手段，促进师生互动，满足教学管理需要，为提高教育教学水平和质量提供支撑。

本套教材凝聚了全国高等职业院校教育工作者的集体智慧，体现了凝心聚力、精益求精的工作作风，谨此向有关单位和个人致以衷心的感谢！

尽管所有参与者尽心竭力、字斟句酌，教材仍然有进一步提升的空间，敬请广大师生提出宝贵意见，以便不断修订完善！

数字化教材编委会

主　编　郝军燕　李洪华

副主编　傅学红　赵　炎　吴丽华

编　者　（以姓氏笔画为序）

马　莉（黑龙江护理高等专科学校）

王丽莉（漯河医学高等专科学校）

杨梁玮（常州卫生高等职业技术学校）

李明芳（重庆三峡医药高等专科学校）

李洪华（重庆医药高等专科学校）

吴丽华（盐城市第三人民医院）

赵　炎（山东医学高等专科学校）

郝军燕（江苏医药职业学院）

傅学红（益阳医学高等专科学校）

蔡　瑜（浙江药科职业大学）

前言 PREFACE

为了贯彻落实国务院《国家职业教育改革实施方案》《职业教育提质培优行动计划（2020—2023）》《关于推动现代职业教育高质量发展的意见》等有关文件精神，不断推动职业教育教学改革，使教材更好服务于院校教学，我们启动了《医学伦理学》（第2版）的修订工作。本教材第一版于2018年出版，自出版以来得到用书单位师生的好评。本版教材在第一版的编写基础上，将"落实立德树人根本任务，发展素质教育"的战略部署贯穿教材编写全过程，进一步落实新精神、贯彻新方案，同时体现课程思政，充分体现课程育人功能。

本教材编写工作遵循以下原则：①强化课程思政，体现立德树人；②体现职教精神，突出"必须、够用"原则；③坚持工学结合，注重德技并修；④体现行业发展，更新教材内容；⑤建设立体教材，丰富教学资源。针对第一版教材使用中发现的问题以及新形势下对医学人才培养质量的要求，本教材进行整体优化提升，对章节内容进行整合优化，突出专业针对性，对编写体例进行设计创新，突出实用性；体现高职医学教育特点，编写力求遵循思想性、科学性、启发性、创新性、先进性，编写思路注重案例教学、任务教学、互动教学、实践教学等多种教学方式的采用，倡导学生通过交流与合作参与学习活动、完成学习任务。"情境导入""素质提升"等模块突出启发性与创新性，融入思政元素，既做到理论联系实际，又兼具探究性和讨论性。本教材编写了数字化教学资源，包括可扫码获得的习题解析、本章小结及PPT课件、视频、题库等用于与纸质教材配套的在线学习平台，用多样化、立体化的教学资源、教学手段，为教学质量和水平的提升提供支撑。

本教材的编写分工如下：第一章由赵炎编写；第二章由郝军燕编写；第三章由傅学红编写；第四章由马莉编写；第五章由吴丽华编写；第六章由杨梁玮编写；第七章由王丽莉编写；第八章由蔡瑜编写；第九章由李洪华编写；第十章由李明芳编写；数字化教材由李洪华、郝军燕负责统稿审定工作。本教材主要供高等职业院校临床医学、预防医学、口腔医学、医学影像技术等专业师生教学使用，也可作为从事医学类相关工作的从业人员、管理工作者的自学、培训、进修教材。

感谢全体编者以认真负责的敬业精神完成编写工作！本教材的编写也得到了各编者所在单位领导的大力支持，在此一并表示衷心的感谢！由于编者学识水平有限，不当和疏漏之处在所难免，若蒙专家、同仁和读者不吝赐教，我们将十分感谢！

编　者
2022年9月

第一章　伦理学与医学伦理学

◎ 学习目标

1. 通过本章学习，重点把握伦理学的概念、类型；道德的含义、特征和作用；医学伦理学的研究对象、内容、历史发展、学习医学伦理学的意义和方法。

2. 学会运用医学伦理学的视野去看待、分析医学实践中的问题；具有临床伦理决策能力和医学伦理意识。

医学伦理学是一门重要的实践伦理学分支学科，也是医学人文学科中的重要组成部分。随着医学和社会的高质量发展，系统地学习医学伦理学有利于医务工作者和医学生在工作实践中解决棘手的伦理难题，同时，它有助于培育医务工作者的道德品质、信念与情感，提升道德境界与修养，坚守行医的原则与美德，自觉履行道德义务和专业职责。

≫ 情境导入

情境描述　东汉三国时期名医董奉，字君异，福建侯官（今福建省福州市长乐区）人，与当时南阳医圣张仲景、谯郡神医华佗齐名，并称为东汉末年"建安三神医"。董奉医术高明，医德高尚，传有仙术，曾隐居庐山。据传其居山不种田，治病亦不收钱，但要求被其治愈的重病患者栽杏树五棵，轻者栽杏树一棵，如此数年，十万余棵杏树已漫山遍野，成为杏林。山中百禽群兽游戏其下，杏子成熟后，董奉于林中修一草仓，并出一告示：买杏不须告知董奉本人，只需将一器谷子倒入仓中，自取同一器杏。董奉每年以杏换谷，救济贫困及行旅不逮者多达二万余人……受董奉救治、接济的人视其为"活神仙"。为了感激董奉的德行，有人写了"杏林春暖"的条幅挂在他家门口。从此，许多中药店都挂上了"杏林春暖"的匾额，"杏林"也逐渐成了中医药行业的代名词。

讨论　1. 你如何分析和评价名医董奉的做法？

2. "杏林春暖"表达了怎样的职业精神？

第一节　伦理学

PPT

一、伦理学的含义与类型

（一）伦理学的概念

伦理学（ethics）是对道德现象的系统研究，亦称道德哲学。在系统反思人类道德生活的基础上，伦理学逐渐形成了一套关于善恶、义务、行为准则、价值等范畴和概念体系，实现了对道德观的理论化和系统化。例如，古希腊亚里士多德将伦理学视为一门关于人的道德品性的学问，《尼各马可伦理学》就系统阐述了"德性在于合乎理性的活动""至善就是幸福"等观点。如今的伦理学更是在建构一套包括原则、准则或规则在内的道德规范体系，分析和评判现实生活中涉及该不该、正当与否、善恶及对错，进而指导人们的社会行为，协调人与人、人与自然、人与社会等各种伦理关系。

（二）伦理学的类型

根据研究重点和研究方法的不同，目前学术界一般将伦理学划分为规范伦理学、元伦理学、美德伦理学和描述伦理学四种基本类型。

1. 规范伦理学（normative ethics） 规范伦理学是伦理学的传统理论形式，有着非常悠久的历史。它通过对人类行为的善恶价值分析，研究道德的起源、本质和发展变化规律，建构人类的道德规范体系，确定人们的行为标准，以调整人与人之间、人与社会之间的关系，旨在达到完善社会、完善人自身的目的。在中外伦理思想史上，大多数伦理学说都包含"规范"的内容，我国传统文化中的儒家文化也十分重视道德规范。西方伦理学派别林立，但规范伦理学始终是其主要的组成部分。规范伦理学又分为一般规范伦理学和应用规范伦理学。

2. 元伦理学（meta－ethics） 元伦理学又称分析伦理学（analytical ethics）或理论伦理学。1903年英国伦理学家摩尔（G. E. Moor）出版了《伦理学原理》一书，标志着元伦理学的诞生。在元伦理学家们看来，伦理学就是关于"善""应该""正当"等道德术语意义的分析，是对道德语言的一种逻辑研究。因而元伦理学主要是分析道德语言和道德判断的学科，它并不制定道德规范和价值标准。

3. 美德伦理学（virtue ethics） 20世纪60年代以来，随着元伦理学式微，美德伦理学得以复兴。美德伦理学就是关于人类优良道德的实现，即以行为主体及品德、美德为研究内容的伦理学理论。美德伦理的思想可以追溯到古希腊时期的亚里士多德，他的伦理学即是以美德和德性为核心的伦理学理论体系。

4. 描述伦理学（descriptive ethics） 描述伦理学是伦理学的一个特殊部门、分支或派别，其主要是从社会学心理学、人类学、民俗学等人文社会科学的视角，用描述和归纳的方法对社会道德进行经验或事实再现的理论。描述伦理学对道德现象的研究既不涉及行为的善恶及其标准，也不谋求制定行为的准则或规范，只是依据其特有的学科立场和方法对道德现象进行经验性描述和再现，故又称记述伦理学。描述伦理学弥补了规范伦理学过于抽象和乏味的缺陷，避免了伦理学流于单纯的范畴分析和规范罗列。同时，描述伦理学对道德进行的量化分析和研究，也补充了规范伦理学仅对道德进行质的研究的不足。

在以上四种类型中，描述伦理学与元伦理学为规范伦理学和美德伦理学提供研究的基础和丰富的营养，而它们又都必须依赖规范伦理学与美德伦理学提供的理论的指导，最终通过美德伦理学体现人自身的完善。总之，四者相辅相成，相得益彰，成为帮助人们全面把握和理解人类的道德生活的伦理学学说体系的基本框架。

二、伦理学的研究对象

（一）道德的含义

道德是人类社会的一种重要意识形态，是由人们在社会生活实践中形成的并由经济基础决定的，以善恶为评价形式，依靠社会舆论、传统习俗和内心信念，用以调节人际关系的心理意识、原则规范、行为活动的总和。道德一词，在汉语中可追溯到先秦思想家老子所著的《道德经》一书。老子说："道生之，德畜之，物形之，势成之。是以万物莫不尊道而贵德。道之尊，德之贵，夫莫之命而常自然。"其中"道"指自然运行与人世共通的真理；"德"是指人世的德性、品行、王道。但是，德的本意实为遵循道的规律来自身发展变化的事物。

（二）道德的特征

1. 阶级性与全民性的统一　道德的阶级性指在阶级社会或有阶级存在的社会中，道德反映各个阶级不同的经济地位和阶级利益，各阶级有不同的善恶意识和行为规范，为本阶级的利益服务。道德的全民性是指即使在阶级社会或有阶级存在的社会中，道德也反映全社会所有成员的共同利益，具有某些统一的善恶意识和行为规范，以此来调节全民参与的社会公共生活。比如，古今中外都用扶老携幼、见义勇为、不偷盗、遵守公共秩序等道德规范来调节人们的社会公共生活。道德总是阶级的道德，不过阶级道德中或多或少包含着全民道德的成分，即道德的阶级性与全民性是统一的。

2. 变动性与稳定性的统一　道德的变动性是指不同的历史时代，经济关系的性质不同，生产力发展的水平、文化背景及社会的具体条件也不同，因而具有不同性质的道德。道德的稳定性是指道德除了随人类社会的发展而变化，还有继承性和保守性。道德变动性中蕴含着相对的稳定性；稳定性中孕育着变动性，传承中有发展并不断地完善，道德的变动性与稳定性是辩证统一的。

3. 自律性与他律性的统一　道德的自律性是指道德的本质、功能和力量最终以主体自我道德教育、评价、修养等方式实现，具有将外在的规范内化为自己的信念，从而养成高尚人格的性质。道德的他律性则是指通过外部的道德教育或道德影响，客观的道德评价标准等形式，来提高人们道德素质的过程。对于一个人来说，道德自律是基础，他律是条件，缺一不可，道德的自律性与他律性是统一的。

4. 现实性与理想性的统一　道德的现实性是指道德产生于社会生活实践，由现实经济关系决定和制约，受政治、法律、宗教、文化等上层建筑、意识形态的影响，而且必须适应社会的现实需要和大多数人的觉悟程度。道德的理想性是指道德反映社会的发展趋向，引导人们积极向上并达到人格完善。道德的现实性是道德理想性的基础，而道德的理想性又是道德现实性的升华，两者是统一的。

（三）道德的作用

道德作用亦称"道德社会作用"，是指道德作为思想上层建筑和社会意识形态对于整个社会生活所产生的影响。

1. 认识作用　道德是引导人们追求至善的方向。它教导人们认识自己对家庭、对他人、对社会、对国家应负的责任和应尽的义务，教导人们正确地认识社会道德生活的规律和原则，从而正确地选择自己的生活道路和规范自己行为。

2. 协调作用　人类拟定道德原则的目的是协调利益关系，实现本阶级（社会或团体）利益最大化。道德是社会矛盾的调节器。人生活在社会中总要和自己的同类发生各种各样的关系，因此，不可避免地要发生各种矛盾，这就需要通过社会舆论、风俗习惯、内心信念等特有形式去协调社会上人们的行为。

3. 引领作用　道德是催人奋进的引路人。它培养人们良好的道德意识、道德品质和道德行为，树立正确的义务、荣誉、正义和幸福等观念，使受教育者成为道德纯洁、理想高尚的人。

4. 评价作用　道德评价是一种巨大的社会力量和人们内在的意志力量。道德是人以善、恶来评价社会现象来把握现实世界的一种方式。

5. 促进作用　道德作为一种特殊意识形态，既是社会实践的产物，又能够促进人与社会和谐发展，使整个社会的道德风尚和社会精神文明建设高质量发展。

总之，凡是反映适合生产力发展要求的经济基础、代表社会进步力量的道德，就会对社会的发展起着积极的促进作用；反之，则起着消极的阻碍作用。

素质提升

医者仁心

医学伦理学有助于培养医务工作者的伦理意识和决策能力，同时有助于培养一个人的道德品质、信念与情感，提升道德境界与修养，坚守做人的原则与美德，自觉履行道德义务和专业职责，用一生践行医者仁心。

一位首次妊娠的妇女，子宫颈口发生病变，许多专家都诊断为宫颈癌，需做切除手术，如此胎儿就保不住了。小两口抱头痛哭，丈夫问："能不开刀吗？"妻子问："等生完孩子再开刀行吗？"主管医师林巧稚苦苦思索，还有没有别的办法？她通过查资料，与病理科反复核对以及仔细检查患者，终于做出暂不手术的决定。她对患者说："你放心，我一个星期给你查一次。"她认为诊断该孕妇为癌症的科学根据并不充分。由于试剂和仪器设备的限制，现有的细胞分裂只能说明有发展成为癌的可能性，但不能就此断定为癌症。临床症状可能是一种妊娠反应。

有人劝林巧稚"何必为一个普通患者冒这么大的风险？"林巧稚说："切除孕妇的子宫是一项不能重复的试验，我的责任就是要对患者负责。只能治好病，而不能给患者带来不幸。"后经过数月的观察和必要的防护措施，婴儿平安降生，产妇宫颈口病变也消失了，林巧稚深有感触地对同事们说："有时开了刀，治好了他的病，但他并不快乐，因为他得到了生命，却失去了幸福。医生不仅是要治病，而且要关心患者的幸福。"

为了铭记林大夫的恩情，这对夫妇给孩子起名叫"念林"。

第二节　医学伦理学

PPT

一、医学伦理学的含义

医学伦理学（medical ethics）是指以医德为研究对象的一门科学，是人类尤其是医务工作者认识医德生活的产物；是运用一般伦理学原理和主要准则，解决医学实践中人们之间、医学与社会之间、医学与生态之间的道德问题而形成的学说体系；是医学与伦理学相互交叉的新兴学科，属于应用伦理学的范畴。

二、医学伦理学的历史发展

（一）我国医学伦理学的历史发展

中国古代医药学历史源远流长、博大精深，是中国优秀民族文化遗产的重要组成部分，形成了相对完整和丰富的医学道德思想。

1. 我国古代传统医德思想　我国医德起源于远古时代，人类在与伤病的斗争中产生了克己利他的思想。原始社会初期，生产力极其低下，生存能力极其有限，我们的祖先只能群居生活，靠共同劳动维持生存。我国古代民间传说"神农尝百草，一日而遇七十毒"是为了"令民知所避就"，于是"医道立矣"。奴隶社会末期到西汉，生产力不断发展，文化思想进一步繁荣，出现了百家争鸣的局面。许多思想家致力于人性和自然的探讨，为医学伦理思想注入了活力。儒家称医术为"仁术"，"医乃仁术"，即医学是一门"救人生命""活人性命"的技术，体现了医学的人道精神，也反映出医学的社会职能和医生的职业道德特点，把"医乃仁术"贯穿于医德内容之中。秦汉时期的《黄帝内经》包括《素问》《灵枢》两部，其中《灵枢·师传》篇专门叙述了医师的责任和良心。《素问·疏五过论篇》将五种行医过错列举出来，作出专篇讨论，以警告后人行医时应避免的错误。《素问·征四失论篇》也将医师在临床中容易犯的四种过失指出来，以示惩戒。东汉时期著名医生张仲景，著有《伤寒杂病论》一书，在序言中表达了医德思想。他以"仁爱救人"为准则，"救人活命"为目的，主张"上以疗君亲之疾，下可治贫贱之厄，中可保身长全"的平等待患，一视同仁的思想。晋代杨泉在《物理论》中指出："夫医者，非仁爱之士不可托也；非聪明理达不可任也；非廉洁淳良不可信也。"隋唐时期药王孙思邈总结前人经验，积累自己50多年的治疗实践，著成《备急千金要方》，以其"人命至重，有贵千金"而命名，流传后世。其书序"大医精诚论"成为中国传统医德经典之作，直至今日仍不失为医德教育和学习的必读篇。宋代张杲著《医说》，其中有"医以救人为心"篇，其中有"医不贪色"的典故；林道在《省心录·论医》中提出"无恒德者，不可以为医。"明代的龚信在《古今医鉴》、龚廷贤在《万病回春·医家十要》、陈实功著的《外科正宗·医家五戒十要》以及李梴的《医学入门·习医规格》等医学著作都阐述了具体的行医规范。其中《医家五戒十要》被美国1978年出版的《生命伦理百科全书》列为世界古典医学道德文献之一。清代王清任为了研究人体结构，亲自挖开坟冢，解剖死刑犯的尸体从而著成《医林改错》，这种敢于冲破禁区，大胆探索的科学精神值得我们继承和发扬。

2. 我国近代医学伦理学思想　宋国宾是我国近代著名医学教育家和医学伦理学的先驱者，鉴于当时"国道之争论，医病之纠纷，日充而不休"著成《医业伦理学》，1932年6月于上海出版。书中指出："医业伦理一言以蔽之曰仁义而已矣。博爱之谓仁，行而宜之谓义"，系统阐述了医师人格、医生与患者、与同道、与社会的关系等内容，既体现了中华民族的文化传统，又使用了当时国际医学伦理学的理论形式，标志着我国传统医德学进入了现代医学伦理学阶段。

3. 我国现代医学伦理学思想　1949年以后，医务人员的主人翁责任感和为人民服务的工作热情空前高涨，民主革命时期的革命人道主义精神进一步升华，社会主义医学人道主义开始形成和发展。"防病治病、救死扶伤、全心全意为人民群众服务"思想原则在医务人员中被普遍认可和践行。1988年中华医学会医学伦理学会成立，同年国家卫生部颁布了《医务人员医德规范及其实施办法》，1997年全国卫生工作会议通过了《中共中央、国务院关于卫生改革与发展的决定》，1999年5月1日《中华人民共和国执业医师法》施行，标志着我国卫生事业进入法制化轨道，医德医风建设已融入医院常规管理工作内容。2010年，卫生部废止了《医务人员医德规范及实施办法》，并于2012年6月，与国家食品药品监督管理局、国家中医药管理局联合发布《医疗机构从业人员行为规范》。《新世纪的医师职业精神——医师宣言》发布后，中国医师协会积极响应，并于2005年5月正式加入推行该宣言的活动。2011年6月发布了符合中国文化和医师执业特色的《中国医师宣言》，2014年6月又发布了《中国医师道德准则》。标志着我国医学伦理学走上了稳定繁荣的发展时期。

（二）国外医学伦理学的历史发展

国外有以古希腊、古罗马为发源地的西方医学道德，也有以古埃及、古巴比伦和古印度为代表的东方医学伦理道德体系。认识这些有悠久历史的医学伦理道德，对于学习与发展医学伦理学有重要的意义。

1. 国外古代医德思想　古希腊是西方医学的发源地。希波克拉底（公元前460—前377）是古希腊医学的奠基人，他不仅创立了医学体系，而且确立了医学道德规范体系，被尊为"医学之圣"。著名的《希波克拉底誓言》就是古希腊医学家留给后世的道德遗产，长期被医学界推崇。他被称为医学伦理学的奠基人。罗马帝国取代希腊后，继承和发展了希腊的医德思想。杰出的自然科学家、哲学家盖伦（130—200）是罗马帝国时期医学和医德思想的主要代表，他创立了医学和生物学的知识体系，对西方医学的发展具有重大作用。阿拉伯医学和医德继承了古希腊的医学和医德传统。这一时期的代表人物是迈蒙尼提斯（1135—1208 年），他在医学道德方面极具影响。他的"祷文"是医德史上的重要文献之一，可与希波克拉底《誓言》相媲美。

2. 国外近代医学伦理学思想　18 世纪中叶，医学有了飞速的发展，医德问题日益为人们关注，精神病学的创始人法国医生菲利浦·皮内尔批判了给精神病患者戴脚镣、放血、泄泻、冷水淋浴等不人道的做法。他指出"精神病患者同罪犯不同，他们是患者，他们的悲惨状况应该归因于缺乏人道。"他提出要以人道主义对待精神病患者，把精神病患者从类似监狱的环境里解放出来，并创立了温水浴、谈心、定时劳动、音乐疗法等治疗方法。皮内尔专门撰写《精神病之治疗哲学论》一书，成为精神病学的创始人。德国柏林大学教授、医生胡弗兰德（1762—1836）提出了救死扶伤、治病救人的《医德十二篇》，反映医学道德的新进展。他指出："医生活着不是为自己，而是为了别人，不要追求名誉和个人利益，而要用忘我地工作来救治别人，救死扶伤，治病救人，不应怀有别的个人目的；在患者面前，该考虑的仅仅是他的病情，而不是患者的地位和钱财；患者是你服务的靶子，决不能去玩弄他们；通过你的言语和行动来赢得患者的信任；不要告诉患者他的病情已处于无望情况；尽可能减少患者的医疗费用。"

医学伦理学作为一门独立的学科，首先产生于英国。1772 年格里高利在他的《关于医生的职责和资格的演讲》一文中，首先对医学伦理学的本质进行讨论。1791 年，英国医生帕茨瓦尔为曼彻斯特医院起草了《医院及医务人员行动守则》，并于 1803 年出版了世界上第一部《医学伦理学》。此书最早较系统地提出了医德基础理论。1823 年纽约医学会订立了医生道德规则。1847 年美国医学会成立，该会以帕茨瓦尔德《医学伦理学》为蓝本，颁发了《医德守则》。1948 年，世界医学会采纳了《日内瓦宣言》，该宣言以《希波克拉底誓言》为基础，被称为"现代希波克拉底誓言"，后经多次修订。

3. 国外现代医学伦理学思想　1949 年，世界医学会在伦敦通过了《世界医学会国际医学道德守则》，进一步明确了医师的一般守则，医师对患者的职责和医师对医师的职责。1953 年 7 月，国际护士会议通过了《护士伦理学国际法》，1965 年 6 月在德国法兰克福大议会会议予以修订并被采纳。1964 年世界医学会在芬兰赫尔辛基召开的 18 届世界医学会大会上得到采纳了《赫尔辛基宣言》，是涉及人类受试者的具体医学研究的伦理准则，后经多次修订和完善。1968 年 8 月，世界医学会第 22 次大会议，在澳大利亚的悉尼召开，通过《悉尼宣言》，确定了死亡的道德责任和器官移植道德原则。1975 年 10 月，在东京召开的第 29 届世界医学会大会上，通过了《东京宣言》。宣言要求医师在任何情况下绝不赞助、容忍或参与折磨、虐待或非人道行为，绝不应用医学知识做违反人道的事情。1977 年，在夏威夷召开的第六届世界精神病学大会，通过了关于精神病医师道德原则的《夏威夷宣言》。1978 年，世界卫生组织和联合国儿童基金会在阿拉木图主办国际初级卫生保健会议，通过了《阿拉木图宣言》，确定实施初级卫生保健是实现"2000 年人人享有卫生保健"道德目标的有效途径。1997 年 11 月，伦理、法律和社会问题委员会改名伦理委员会，在伦敦会议上通过《关于 DNA 取样：控制和获得的声明》，讨论了在遗传学研究中收集和分享样本的若干伦理问题，提出了在收集、储存和使用人类 DNA 中，尊重自由的知情同意和选择以及尊重隐私和保密是合乎伦理的研究行为的基石。1997 年 11 月 11 日，联合国教科文组织大会 29 届会议通过《世界人类基因组与人权宣言》，这是关于人类基因组领域第一个国际性的医学伦理学文件，要求人类基因组研究既要保证尊重各种权利的基本自由，也确认必须保证研究自由。1999 年 3 月，国际人类基因组（HUGO）的伦理委员会发布了《关于克隆的声明》，就动物克隆、人的生殖性克隆、基因性研究和治疗性克隆提出了伦理建议。

21 世纪，面对医学职业所遭遇的挑战，2002 年由美国内科学基金、美国医师学院基金和欧洲内科医学联盟共同发起和倡议，在《美国内科医学年刊》《柳叶刀》杂志上首次发表了《新世纪的医师职业精神——医师宣言》，该宣言指出："医师职业精神是医学与社会达成承诺的基础，医学职业的本质要求将患者的利益置于医师的利益之上，要求制定并维护关于能力和正直的标准。"

三、医学伦理学的研究对象和内容 （微课

（一）医学伦理学的研究对象

医学伦理学是以医学科学发展和医疗卫生实践中的道德现象为自己的研究对象，医学道德现象包括医学道德意识现象、医学道德活动现象和医学道德规范现象。

1. 医德意识现象 医德意识现象是客观存在的医德关系的主观反映，包括医德思想、医德理论、医德情感等。医德意识一旦形成，就会对医德活动具有指导和制约作用。

2. 医德活动现象 是按照一定的观念，遵循一定的医德标准，围绕医德主体行为品质修养而进行的实践活动，包括医德教育、医德修养和医德评价等。

3. 医德规范现象 是人们根据医德关系的本质规律所制定的一系列行为规范、准则和要求，用于指导、约束、评价和调整医务人员的行为。

医德现象的三个方面是相互制约、相互影响、相互作用和不可分割的。医德意识一旦形成，对医德活动具有指导和制约作用，而医德实践活动是医德意识形成的基础，并能深化提高已形成的医德意识，医德规范是人们在一定的医德实践活动和医德意识基础上概括总结成的，同时又制约人们的医德意识和医德活动，集中体现医德意识和医德活动的统一。

（二）医学伦理学的研究内容

医学伦理学的研究内容主要包括以下五个方面。

1. 医学伦理理论 医学伦理理论包括医学道德的起源、本质、特点、发生发展规律、社会作用与影响；医学历史中出现的医学道德现象及其背景；医学伦理学的基础理论、医学伦理学的发展趋势等。这些基本问题贯穿于整个医学伦理学体系并具有实践指导作用。

2. 医学伦理关系 即医学科学发展和医疗卫生实践中所形成的人际关系及医学与社会的关系等，主要有：医患关系、医际关系、医社关系、医科关系。医患关系是医务人员与患者及其家属之间的关系，这是医学实践中最基本、最活跃的医疗人际关系，也是医学伦理学研究的重要内容。医际关系主要包括医生、护士、医技人员、药剂人员、预防人员、管理人员等相互之间的关系。"一切以患者为中心"是医务人员应共同遵守的道德原则，是建立良好医际关系的基础。医社关系，即医务人员和社会的关系。医疗活动不仅关系患者的利益，而且关系着社会的利益，如卫生资源的公正、合理分配，传染病的控制，卫生预防等问题，如果不从社会整体利益出发，医务人员就很难进行行为选择，也很难评价其行为的道德性。医科关系，即医务人员与医学科学发展之间的关系。随着医学高新技术的发展及其临床应用，人们面临着诸多的道德难题，如辅助生殖技术、克隆人、安乐死、器官移植等问题。科学上能够做到的，从伦理价值选择上不一定能做，医学伦理学要为医学科学的发展提供正确的价值引导、合理的行为规范和善恶评价的标准，以保证医学科学健康发展、医学造福于人类。

3. 医学伦理学规范 医学伦理规范阐明医学实践中行为主体应承担的道德责任，指出医务人员在从医过程中应遵循的道德原则和规范。它包括医德的基本原则、应用原则、医德规范和医德范畴等。

4. 医学伦理实践 医学伦理实践是医学伦理理论的基础，医学伦理理论是对医德实践的概括和总结，同时又对医学实践具有指导作用。主要包括医学伦理决策和辩护、医德教育、医德修养、医德评价等，通过医德实践，使社会确定的医德在医务人员身上得以实现，形成优良的医德。

5. 医学伦理难题 在医务活动中对同一医学事件具有两种或两种以上的道德选择，而每种选择都有其道德依据，又都不具有绝对的排他性，这就是医学伦理难题。这些难题的出现又常与现代医学科学

的发展息息相关，如辅助生殖技术、克隆技术、器官移植、安乐死等。研究和回答这些问题就成了医学伦理学新的研究内容。

四、学习医学伦理学的意义与方法

（一）学习和研究医学伦理学的意义

1. 有利于医学人才的培养 社会主义医学教育的目的是培养造就为社会主义建设服务的德才兼备的新型医学人才。学习医学伦理学，加强医德教育是实现这一目标的重要环节。医学生和医务工作者学习医学伦理学，掌握有关医德知识和规范，就能从思想上重视加强医德修养，以便毕业走向工作岗位后能胜任本职工作。

2. 有利于医疗事业的发展 医德是医院管理的基础。医院管理离不开医务人员和管理人员对医疗工作高度的责任感、事业心和严格遵守并自觉执行各项规章制度和操作规程。同时，搞好医德教育有助于推动医院各个方面的工作，使整个医院建立有条不紊的高效能的工作秩序，提高医疗管理水平和社会效益。

3. 有利于医学科学的发展 医学伦理学是理论医学的一个重要学科，学习研究医学伦理学对于医学科学的发展具有重要意义。由于当今医学科学的迅猛发展及医学模式的转变，出现了许多医学伦理学的新课题。现代高新技术在临床上的应用带来的一系列如安乐死、克隆人、代孕等伦理难题。通过进一步地学习和研究医学伦理学，将推动医学科学和医疗卫生事业的发展。

（二）学习和研究医学伦理学的方法

1. 理论联系实际的方法 理论联系实际是马克思主义的最基本方法，也是学习伦理学的基本方法。要始终坚持理论与实践、知与行的统一。医学伦理学根源于医学实践，要注重从实践的医德问题出发，去发现医德规律，不断研究新问题，使医学伦理学反映新时代精神，与时俱进。

2. 比较的方法 比较的方法是通过探求一事物与另一事物的相同点和不同点进而发现事物的本质的研究和学习方法。可以通过纵向、横向、同比、异比的方法，从古今中外、社会背景、文化差异等角度，去分析医学实践中的伦理问题，有助于明辨医德问题中的是非善恶，揭示医德的共性与特性，以取长补短。

3. 案例分析法 案例分析法要求针对具体的案例，找出伦理学的问题，进而在医学实践中去分析医患所面临的困境、原因，并根据相关的医学伦理学理论对此进行解释，并找到相应的对策。有助于医务人员提高医疗实践中分析、解决临床实际伦理问题的能力，也有助于我们提高医德认知和医德善恶判断能力，坚定自己的医德信念。

除此之外，还有诸多的学习和研究医学伦理学的方法，如历史的方法、实践的方法、价值分析的方法、实证法、归纳和演绎法等。

目标检测

答案解析

一、最佳选择题

A1 型题

1. 道德的评价标准是（　　）

A. 善恶   B. 美丑   C. 真假

D. 荣辱　　　　　　　　　E. 好坏

2. 不属于道德的作用的是（　　）

A. 认识作用　　　　　　B. 引领作用　　　　　　C. 协调作用

D. 教育作用　　　　　　E. 促进作用

3. 我国古代把医学称为（　　）

A. 技术　　　　　　　　B. 治病　　　　　　　　C. 仁术

D. 医术　　　　　　　　E. 艺术

4. 古代名医张仲景著有（　　）

A. 《黄帝内经》　　　　B. 《本草纲目》　　　　C. 《伤寒杂病论》

D. 《医德十二箴》　　　E. 以上都不是

5. 不属于伦理学类型的是（　　）

A. 规范伦理学　　　　　B. 元伦理学　　　　　　C. 美德伦理学

D. 描述伦理学　　　　　E. 基础伦理学

6. 下列属于医德现象的是（　　）

A. 医德意识现象　　　　B. 医德能力现象　　　　C. 医德评价现象

D. 医德修养现象　　　　E. 医德教育现象

7. 不属于医德关系的是（　　）

A. 医患关系　　　　　　B. 医际关系　　　　　　C. 医社关系

D. 医科关系　　　　　　E. 医闹关系

8. "医家五戒十要"篇出自（　　）

A. 《黄帝内经》　　　　B. 《外科正宗》　　　　C. 《物理论》

D. 《省心录》　　　　　E. 《万病回春》

9. 《希波克拉底誓言》出自（　　）

A. 古印度　　　　　　　B. 古罗马　　　　　　　C. 古阿拉伯

D. 古希腊　　　　　　　E. 中国

10. 医学伦理学作为一门独立的学科，首先产生于（　　）

A. 中国　　　　　　　　B. 英国　　　　　　　　C. 美国

D. 日本　　　　　　　　E. 德国

二、思考题

我国古时候的老中医，在弟子满师时，要送两件礼物————一把雨伞和一盏灯笼给弟子。

思考：请分析"师传弟子两件礼物"的意义和深刻含义是什么？结合本章所学内容你认为怎样才算是一名合格的医务人员？

（赵　炎）

书网融合……

本章小结　　　　　　　　微课　　　　　　　　题库

第二章 医学伦理学的理论基础

◎ 学习目标

　　1. 通过本章学习，重点把握人道论、生命论的主要观点；义务论的基本观点；功利论的主要观点；医学美德论的核心内容；医学人本论的主要内容。

　　2. 学会综合运用生命论、功利论、义务论的观点分析实际问题；能辩证分析看待功利论在医疗实践中的体现及其产生的影响。具有尊重和敬畏生命的意识；树立以患者为本的意识；具有辩证看待义务论、功利论的意义和局限性的意识；具有加强自身医学美德修养和锻炼的意识。

　　医学伦理学以伦理学一般原理作为理论基础，它是在人道论、生命论、义务论、功利论等理论基础的指导下建立起来的。上述理论观点为医学伦理学确定人们在医疗实践活动中的价值准则和行为规范提供了理论基础，以此为依据，医学伦理学探讨和研究医疗行为的是非善恶，分析、研究和解决医学实践中的道德问题。

≫ 情境导入

　　情境描述　清末时期湖南湘乡有位兼开中药铺的名老中医自题一副春联贴于药铺门口："只要世上人莫病，何愁架上药生尘。"江西吉水也有一位开中药铺的中医写过一副内容相似的对联："但愿世间人无病，何妨架上药生尘。"年代久远，其人其事已无从考证，但这副对联及其所表达的精神则感人至深、流传久远。

　　讨论　1. "但愿世间人无病，何妨架上药生尘"的典故体现了古代医家什么样的医学精神？

　　　　　2. 新时代医学服务应如何传承和发扬这种精神？

第一节　人道论与生命论

PPT

一、人道论

（一）医学人道论的含义

　　广义的人道主义指一切维护人的尊严、尊重人的权利、重视人的价值的以人为本的思想和精神。医学人道主义指在医学服务活动中表现出来的同情和关心患者，尊重和维护患方的人格和权利，维护患者利益，珍惜人的生命质量和价值的伦理思想。

（二）医学人道论的主要内容

　　1. 尊重患者的生命　这是医学人道主义最基本的思想，人是天地万物间最有价值的生命个体，生命对任何人来说只有一次，生命是不可逆转的。因此生命是神圣的、最宝贵的。珍重生命，尽全力治病救人是医护人员的天职。

　　2. 尊重患者的人格　患者作为人应有人的尊严，理应得到医学工作者的尊重和维护。尤其是患者这一特殊角色，应得到医学工作者的特别尊重，使患者心理得到安慰。对待患者应真诚同情、关心、爱护，绝不能有任何的冷漠、歧视，特别是对待精神病患者、传染病患者和残疾患者更应如此。

3. 尊重患者的生命价值 尊重患者的生命价值，就是在尊重患者生命的前提下，能从生命的内在、外在价值联系地、全面地衡量其生命的价值和意义。对新生患者要重视生命质量，对丧失社会属性、带来巨大经济支出又自身遭受痛苦折磨且不可逆转的患者，要综合衡量其生命质量和价值。

4. 尊重患者平等的医疗权利 人人享有医疗保健的权利，人人享有平等医疗权是医学人道论追求的理想。医务人员应该尊重服务对象平等享受医疗服务的权利，对服务对象一视同仁。无论对方的政治、经济、文化、宗教、社会地位有什么差别，都应该平等对待。

（三）医学人道论的时代发展

1. 医学人本论概述 现代医学人本论是以人为本的理论在医学活动领域的必然体现，也是对传统医学人道论价值观的继承和发展。它是关于在医学利益关系中以患者为本、以服务对象为本的医学伦理学理论。它研究和回答的是为什么应将患者的生命和健康放在首位，为什么要同情、关心患者和服务对象并尊重其人格和权利等问题。

医学人本论注重人尤其是患者的生命健康利益在所有医学价值追求中的最高地位，强调患者的生命健康利益在判断行为善恶中的本体地位。随着21世纪以后"以人为本"的理论在我国的确立及医学伦理学研究者的努力，医学人本论逐渐从传统的医学人道主义中独立出来，发展完善成为我国现代医学伦理学理论体系的基本理论之一。

2. 医学人本论的主要内容 ①"以患者为本"是医学人本论的核心与本质。以患者为本即以患者为中心，强调以患者的生命为本、以患者的健康为本、以患者的整体为本。"以患者的生命为本"是首要的，它强调患者生命权利的至高性，反对将患者的其他权益或其他人的权益置于该患者的生命权利之上；其次"以患者的健康为本"，人的良好健康状态是医学服务的根本目的，一切为了医学发展或其他利益而违背患者健康利益或给患者健康带来伤害的行为都是违背医学道德的；"以患者的整体为本"是指一切整治活动应综合考虑患者的整体状况及需求，考虑患者的整体生活和生命质量。只有以患者的整体生活为本，才不会陷入医学技术主义的陷阱。②以医务人员为本。医学是服务于人类生命健康的事业，是为了人的，"以医学服务人员为本"是医学人本论的重要内容，是现代医疗管理和药事服务的重要伦理考量。医学服务人员特别是一线服务人员是医学服务的主体，医学机构的建设，无论是管理、服务都需要依靠医学服务人员，只有奉行以医学服务为本的管理理念，才有可能最大限度地解放医学服务人员的生产力，充分激发医学服务人员的创造力，使之在医学实践中体现自身价值。

素质提升

一台难忘的手术

医学人道论、生命论、美德论以及医者义务论，共同的主张是以人为本，尊重人的生命价值，以患者利益为中心，尽职尽责维护患者的权益和利益。为此，追求大医精诚的境界，修炼仁慈、诚挚、严谨、正直的医德品质是从医人终生的使命。

北京某医院张医师记述了他曾为患者做过的一台难忘的手术，张医师在手术治疗中的选择与坚守，为我们理解和践行人道论、生命论、美德论等医学伦理精神树立了榜样。

　　某日急诊科收入一位极其复杂的肾贯通伤患者，该患者是位 42 岁的男性农民工。张医师面临的选择是进行左肾切除或左肾修补术。选择进行切除术，对医生而言，省时、省力、风险小，但是将来会影响患者的生活质量；选择进行修补术，手术难度及风险极高，对手术时间及技巧有严格要求，如果能够成功，患者今后的生活质量肯定会有保障。看着那个年轻鲜活的生命，张医师想了几秒钟，毅然决定进行肾修补手术！

　　历经几个小时的手术，患者麻醉清醒、拔管后转入了泌尿外科。经过精心地救治和护理，患者顺利地度过了继发出血和感染的风险期。

　　患者康复出院后经过多次复查，修补的肾一切正常。

　　张医师事后回忆说："我常常想起这件事，如果当初怕麻烦、怕担风险，一刀将患者的左肾切了，倒是省时省力，但是患者今天的生活又会是什么样子呢？有多少类似的手术，如果当时切了也就切了，也不会有人追究什么，因为完全符合医疗程序。特别是患者以及家属在当时那种危急和匆忙的情况下，究竟选择什么手术方式，全在医生的一闪念之间。敬畏患者的生命，就是在敬畏不可亵渎的职业操守，就是在敬畏自己必须遵循的道德准则，这是对每个医务人员的基本要求！"

二、生命论

　　医学是为人的生命健康服务的，合理认识和对待人的生命成为医学伦理学的出发点。生命论是对人的生命的根本看法和基本态度，是指导人们善待人的生命的医学伦理学理论。围绕医学实践中如何认识和对待生命，尤其是对患者生命的地位、价值及采取何种相应的医药学措施等的理论思考。生命论主要包括生命神圣论、生命质量论和生命价值论三种理论观念。

（一）生命神圣论

　　1. 生命神圣论的含义　生命神圣论是强调人的生命神圣不可侵犯、具有至高无上的道德价值的一种伦理观念。这是一种古老的、传统的生命观，主张在任何情况下都应尊重和维护人的生命，医疗救治可以不惜代价抢救和延长生命，反对以任何形式侵害和终止生命。

　　2. 生命神圣论的意义　生命神圣论促使人们珍重生命。正如生命神圣论所强调的，人的生命是宝贵的、神圣的，生的权利是人的基本权利。人的生命是人类社会存在和发展的前提。生命神圣论在一定时期无疑对人类生存和推动社会发展具有重要意义。它激励人们认识和掌握医学知识和方法，竭尽全力维护生命，不遗余力挽救生命，延缓死亡。

　　3. 生命神圣论的局限　生命神圣论片面强调生命的生物属性、数量和长度，缺乏对生命质量、生命价值多层面、多维度的认识。它重视和强调医者救治生命的义务与责任，却忽视对患者人格尊严和自主选择权利的充分尊重与保障。生命神圣论主张不惜任何代价地治疗疾病、抢救生命，是缺乏辩证性的，在重视个体生命意义的同时忽略了人类整体利益，不利于合理分配卫生资源和控制人口数量，在面对医学实践中诸如缺陷新生儿处置、终末期患者抢救与生命维持等问题时难以提供充足依据。于是生命质量论和生命价值论的理论认识应运而生。

（二）生命质量论

　　1. 生命质量论的含义　生命质量论是从生命的生物学角度，以人的自然素质（体能和智能）的高低、优劣为依据来决定干预生命的医疗措施的一种伦理观。生命质量论强调生命的价值在于生命存在的质量，认为人们不应单纯追求生命的数量，更应关注生命的质量。从医疗角度讲，生命质量通常用健康程度、治愈希望、预期寿命、智力状况等来体现。

2. 生命质量论的意义　生命质量论的产生，标志着人类生命观发生了重大转变，由生命神圣转向追求生命质量，无疑是人对自身生命认识的一次飞跃，体现了人类生命观在视野上更开阔、情感上更理智、思维上更辨证，由此也使医学价值观更合理，为化解当代医学伦理难题铺垫了理论基础、提供了理论依据。

3. 生命质量论的局限性　生命质量论仅就人的自然素质谈生命的存在价值也有其局限性。事实上人的生命自然素质与存在价值往往并不一致。所以单凭生命质量决定对某一个体生命有无必要加以医学干预就存在不合理的一面。

（三）生命价值论

1. 生命价值论的含义　生命价值论是主张根据生命对自身、他人和社会的效用而作出相应选择的生命伦理观。它产生于 20 世纪 70 年代，是对生命质量论的进一步发展。生命价值论认为判断人的生命质量的高低和大小主要取决于两个方面的因素：一是生命本身的质量，二是生命对他人对社会和人类的意义。前者决定生命的内在价值，后者是生命价值的目的和归宿。所以，衡量人的生命价值，要兼顾其内在价值和外在价值，要把内在价值和外在价值相结合，不仅重视生命的内在质量，更应重视生命的社会价值。

2. 生命价值论的意义　生命价值论完善了人类对于生命的医学伦理理论，为全面认识人的生命提供了科学的论据。它使生命神圣论、生命质量论和生命价值论有机地统一起来，从三者的辩证统一中看待生命，生命之所以神圣就在于生命是有质量的、有价值的，只有具有一定质量和价值的生命才是真正神圣的生命。这种生命观使医护道德从传统的维护生命上升到提高生命的质量和价值，使医护道德从关注人的生理价值和医学价值，扩展为关注人的社会价值。这不仅为计划生育、优生优育提供了理论支持，也为处理临床工作的一系列难题，如不可逆转患者的抢救、严重缺陷新生儿的处置等问题提供了新的思路。

3. 生命价值论的局限性　生命价值论本身也有其局限性。首先，对于生命价值如何评价这本身就是一件极为困难和复杂的事情，对生命价值评价会有不同的观点和看法，由此产生不同的标准。并且，个体生命价值具有发展性、可变性，会随着时间、条件等各种因素的变化而变化，那么这种变化是难以准确预测和评估的。另外，在实际医疗活动中，单纯以生命价值标准来决定和选择救治对象也容易引发对待生命是否存在漠视、歧视的问题与争议。

第二节　义　务　论

PPT

一、义务论概述

（一）义务论的含义

义务论又称道义论，是关于道德责任和行为应当的理论。义务论主张医药工作者应当把遵循某种既定道德原则或规范作为一种道德责任来约束自身行为。义务论研究的是准则和规范，即根据哪些标准来判断行为者的某个行为的是非，以及行为者的道德责任。在医药领域，义务论把对患者和服务对象负责视为绝对的义务和责任，强调医药工作者对服务对象的生命和健康的责任。义务论的具体表达形式是应该做什么、不应该做什么、如何做才是道德的。德国哲学家康德是义务论的典型代表。

（二）义务论的类型与特点

1. 义务论的类型　义务论可以分为行为义务论和规则义务论两种类型。

（1）行为义务论 行为义务论认为，人从直觉、良心和信念出发就能直接做出合乎道德的行为，不需要什么伦理规则，也不存在什么普遍适用的道德规则和理论，人在某一特殊情况下所做出的决定完全取决于当时的感觉和认识。显然，行为义务论不是以理性为基础，而以"直觉"为决定道德行为的依据，它主张人们无需伦理原则和准则就能直接把握应该做什么。从人的直觉、良心和信念出发就可以做出合乎道德的行为，决定行为对错要凭人的良心或信念。但人的良心、直觉、信念又是什么？如何保证良心、直觉、信念能做出应有的伦理判断呢？行为义务论本身难以解决这些问题。

（2）规则义务论 规则义务论则认为规则是道德的唯一基础，判断行为的对错要看它是否符合伦理原则或规则，遵循这些规则的行为就是道德的，而与行为的结果无关。道德判断是基于道德原则而做出的，道德原则具有普遍适用性。

2. 义务论的特点 无论行为义务论还是规则义务论都具有以下特点。首先，只考虑行为动机。义务论注重行为本身是否符合道德规则的要求，强调以行为的动机而不是以行为结果作为善恶评价的依据，认为只要动机是善的，不管结果如何，这个行为都是道德的，正是因为如此也有人把义务论称为动机论。其次，立足社会，不计个人得失。义务论立足于从全体社会成员的长远或根本利益出发的伦理规则，而非从个体利益出发提出道德准则，不太考虑思想或行为对个体会有怎样的后果，而强调以人的理性为基础，克制利益冲动，使行为遵循一定的道义之规，服从自身的理性命令。

二、医者义务论的基本观点

医者义务论是主张医者应以一定的医德规范作为自身的职业伦理要求并以其约束自身职业行为的理论观念。它认为体现在医学伦理原则中的医者对他人对社会的义务是基于自身职业角色和医患关系而产生的必然的责任。它以义务、责任作为核心概念，强调医者的"应当"，即对患方的道德责任与义务。现代医学伦理学所讲的医者义务论的基本观点主要有两个方面。

（一）医德义务是客观内容与主观形式的统一

通常医德义务表现为特定的理论形态，在个体化过程中表现为医者的自律修养和自我追求，在实现形式上具有主观性的特征。但医德义务的内容是客观的，现代医学伦理学所讲的医德义务是适应现代社会医疗保健服务需要、并为满足人民大众健康事业需求服务的职业伦理责任，是得到全社会全行业认可和提倡的职业道德规则，体现的是具有客观性和整体性的职业伦理要求。但医德义务要得到实现与践行，必须将其客观内容内化为医务工作者的主观意志、信仰，再外化于行，体现在医者的行为选择中。这样，医德义务成为体现医疗卫生保健事业的客观要求与医者自我职业追求相统一的真正有价值的医德活动。

（二）医德义务是与时俱进的历史范畴

医德义务范畴是随着时代发展和医学进步而不断发展变化的。随着社会医疗体系的日益现代化，医患关系日益发展为群体化和多元化的重要的社会公共关系之一。传统社会的医德义务的个体性、一元性发展为当代医德义务的群体性、多元性，医德义务指向对象远超患者个体范围扩大到患方群体、社会整体甚至人类后代。医德权利义务的形式和内涵都由过去的单向性、单纯性发展到现今的双向性、复合性，不再单纯强调医者向患方负责，更重视医患双方权利义务相互协调，医者义务的内涵从单纯的伦理内涵扩展到伦理、法规、经济、习俗等层面的综合规定。这些变化客观要求医德义务理论研究的深化和创新，不但要健全和发展医德规范体系，同时要研究医德义务冲突的化解与医者面临冲突的行为选择等伦理难题。

三、医者义务论评析

医者的义务与职责问题在医学发展历程中始终是基本而首要的问题，近现代医学发展中，医学人道主义是居于主导地位的医学观念，现代医学伦理学将医者的责任与义务作为确定医务人员行为准则和规范的依据。随着经济理性逐步向其他社会生活领域渗透，医学领域中义务论的观点开始受到功利论的严峻挑战。功利论和义务论的冲突凸显，但是义务论的理论观点和对人的终极关怀作用是始终不可取代的。

（一）医者义务论的重要意义

作为医学伦理学的基础理论，医者义务论对医学伦理学体系和医德规范体系的构建及医德实践均具重要意义。在过去相当长的历史时期内，医者义务论在医学道德建设上产生了积极的影响。它对于医务人员理解与践行医学职业道德责任、提高思想境界与道德修养以及调节医务人员与患者之间的关系起着积极的促进作用。由此培养了一代代具有优良医德的医务人员，也为促进、维护人类健康和医学科学的发展做出贡献。

（二）医者义务论的局限性

因义务论观点本身存在着一定的理论困境，加之现今医学与社会的迅速发展所带来的医疗实践的复杂性，医者义务论难免显示其缺陷。

1. 强调动机而忽视了行为动机与效果的统一　医者义务论强调医务人员行为动机的道德性，但由于医疗实践的复杂性，动机与效果的对应并非必然一致，如果不重视医疗行为本身的价值及其导致的结果，也就容易忽视行为动机与效果的统一性而带来不良后果，致使愿望和动机虽然都是良好的，但并不能给患者带来真正的利益。另外，动机是人的主观活动，是不可见的，因此动机的不可见性往往导致难以对道德行为进行真实的评价。

2. 忽视了医患义务的双向性　医者义务论强调医护人员对患者尽义务的绝对性和无条件性，却没有明确患者的义务，忽视了医患义务的双向关系，这种重义务的医德价值取向在市场经济时代面临着功利论的挑战。

3. 忽视对患者、他人、社会尽义务的统一性　医者义务论强调医务人员应以患者为本，维护患者利益、对患者负责，在一定程度上忽视了医务人员对他人、社会的利益考量，因此往往遭遇难以解决的道德难题，如当患者需求与卫生资源分配发生矛盾，医学科研中医学发展需要与维护患者利益发生矛盾时，单纯依赖医者道义论难免捉襟见肘、无所适从。正因如此，医者义务论需要不断深化和发展，要研究和解决复杂状况和新问题，并与互补性强的医学伦理学基本理论相互补充、灵活运用。

第三节　功　利　论

PPT

一、功利论概述

（一）功利论的含义

功利论也被称为效果论、目的论，主张以行动者的行为所产生的可能或实际效果作为道德价值判断之基础或道德评价之依据。其核心内涵是以人们行为的功利效果作为道德判断的基础与标准，作为对人们的行为进行评价的依据，认为离开行为的效果就不可能有道德上的善恶。功利论主张利益是道德的基础，人具有趋利避害的本性，追求最大多数人的幸福就是善，因而应以行为的效用作为道德评价的标准。这种理论认为道德规范的确立和完善以及伦理行为的决策、评价和辩护等应当强调后果、效应和价值。功利论的主要代表人物是边沁和密尔。

（二）功利论的分类

1. 行为功利论 行为功利论将效用原则直接应用于特定的行为，并不依据规则，而是根据当下的情况决定行为，将该行为效果作为判定行为善恶的标准，认为只要它能带来好的效果便是道德的。

2. 规则功利论 规则功利论认为，判定行为善恶，要看其是否符合规则，而规则应带来正效用，或正效用大于负效用，此则为善，反之则为恶。其规则又有积极的规则和消极的规则之分。

（三）功利论的特点

1. 强调行为的结果而不重视行为的动机 正是因为这一点，功利论也被称为效果论。在功利论看来，一个行为不论出于什么动机，只要能带来好的结果，产生更大的快乐和幸福，便是善的、值得赞赏的了。

2. 以个体经验的苦乐感受为标准 功利主义者所讲的"功利"，是"快乐""幸福"和"利益"的代名词，就是说，功利就是利益，追求功利就是追求利益，功利主义者在行为前进行利益的权衡，通过计算利弊得失来决定是否采取某种行为。这里所说的利益也包括精神的、情感的、心灵的利益追求，并非单指物质利益的追逐与满足。

3. 以个人为基点－以社会为归宿 功利主义立足于个人，以个人的感受为起点，进而推衍到他人与社会，强调社会大众的利益与幸福。尤其是在边沁的功利思想中，"功利"不仅是个人的同时也是社会的，是个人对自身利益之外的社会理想的设定与追求。

二、功利论在医学实践中的应用

（一）医学高新技术推动了功利论在医学领域的应用

自医学活动诞生以来，医学领域一直以道义论的观点为基本伦理观念，医疗行为强调关注患者的利益。随着功利主义在社会生活中影响的不断扩大，追求功利的观念也逐渐渗透到医学领域，尤其是随着现代生物医学技术的迅速发展，许多新问题的出现致使传统的道义论受到了严峻的挑战。20 世纪是生物医学取得辉煌成就的时代，大量医学研究的成果以惊人的速度转化为医疗技术并广泛应用。生命维持技术、器官移植技术、辅助生殖技术、基因治疗、影像学研究的深入与推进，为疾病的诊断与治疗提供了更多的可供选择的方法，在一定程度上延续了生命、提高了生命质量与价值，在社会公众中似乎形成了一种对现代医学的崇拜，认为不久的将来医学会解决所有的疾病和健康问题。功利主义的观念因其对后果的关注和较强的可操作性使之与科学理性有了更多的契合，生物医学模式和医学高新技术快速发展有力推动了功利主义在医学领域的应用。功利因素在人们对医疗新技术应用产生的诸如稀有卫生资源分配、安乐死、人工流产等问题的态度上所起的作用日益突出。

（二）市场经济发展推动了功利论在医学领域的应用

医学在不断满足公众需求的同时也逐步走向了市场化，市场规则在医疗领域起着不容忽视的客观作用；功利主义的经济理性则在主观方面对医疗领域发挥着主导作用。20 世纪以来生物医学技术发展的速度和方向，各国对医疗卫生经费的分配方向，医学企业的研发，各国政府、企业在基因研究、干细胞研究问题上的态度、政策和行为等方面的表现，在客观上虽是为满足社会公众需求，但在主观上都没有脱离对现实客观利益的追求。

（三）功利论的应用需要得到适度把控

在医学实践中，尽管功利论存在缺陷，也不断受到责难，但至今仍是进行医学伦理决策时普遍运用的基本理论之一。例如医疗政策成本 - 效益分析、临床医学措施风险评估等都是医学功利论的具体应用。当代，功利主义在医疗领域应用最明显的价值优势是，在作出决策判断和行为选择时，以患者和社会多数人利益为重，同时兼顾个人正当利益和医院利益，从而使有限的卫生资源按照符合社会整体利益的方向进行分配。但功利论的价值导向不仅易产生经济效益至上的偏向，而且易导致以多数人利益为名侵犯少数人利益的权益偏向。同时人们必须注意克服功利论的两个致命弱点：一是效果难以定量计算和难以预测；二是有可能导致社会不公正。人们在应用功利论时必须注意在社会宏观角度进行适度把控，使医学、医疗发展和道德控制之间得到适度平衡。

三、对功利论的评析

（一）功利论的积极意义

1. 功利论在一定程度上弥补了道义论的不足 功利论注重行为效果，避免了道义论只强调动机而忽视效果的道德评价方式所带来的一些现实问题。功利论认为人的动机是主观不可见的，主张以行为的客观结果作为道德判断的依据，具有较强的现实性和可操作性，弥补了道义论的不足与缺陷。

2. 功利论的效果评价在一定程度上提升了医疗质量 功利论以治愈疾病、维护健康的实际效果为评价标准，推动了医学的快速发展和医疗新技术、新方法的发明创新与广泛应用，提高了医疗服务质量，有利于提升患者的生命质量和生命价值。

3. 功利论的"最大多数人的最大幸福"原则益于卫生资源优化配置 功利论以"最大多数人的最大幸福"为伦理原则，注重结果的利益最大化，有利于优化配置卫生资源。在公共卫生问题日益得到重视的当代社会，优先考虑社会公众利益成为制定卫生政策的重要指导原则。功利论在现实中的具体应用产生出"公益论"，主张以社会公众的健康为原则，公正合理地解决医疗活动中出现的各种利益和矛盾。以公益观为基础的现代医学伦理学，把医学伦理关系扩展到了整个人类社会。

（二）功利论的局限性

1. 功利论强调效果而导致负面效应 功利论强调医疗行为的效果，易导致过度关注医疗技术的研发，过度依赖医疗技术的使用，而忽视了对患者人格的尊重、情感需要的满足，不重视从社会、心理、生物方面对患者、对医疗的全面认识。功利论不考虑动机的纯洁性和合理性，可能会导致一些人为了达到目的而不择手段，助长不正之风，影响医学道德建设。

2. 功利论的利益导向导致价值偏向 功利论主张效益最大化的导向极易导致整个医疗领域越来越偏重追求经济效益而忽视社会效益的局面。一些医疗机构以实现经济效益为主要目标，这不仅造成医疗资源的浪费而且加重患者的医疗负担。个别医务人员在利益导向的功利思潮中将谋利作为从医首要目的，偏离了医学道德的本质。

3. 功利论的不确定性和易失公正性的弊端 功利论以个体经验的苦乐感受为标准判断善恶，但不同人会有不同的幸福与快乐标准，不存在绝对统一、有普遍性的标准，因而功利论的标准难以预测、定量和计算。医疗决策中以此为道德价值判断的标准，容易导致医疗决策以偏概全、过于主观，从而侵犯患者的自主选择和知情同意的权利。功利论的"最大多数人的最大幸福"原则在医学科研与人体实验中容易被滥用，成为那些以维护多数人的利益为名去侵犯少数人权益的行为的不当辩护理由，导致"多数人对少数人的暴政"。

人类在最基本的生命健康问题上必须妥善处理功利论和道义论的关系，继承和发扬各自的优势，合理调控各自的缺点和不足，使之能发挥积极的作用，帮助人们更好地处理人类基本的生命健康问题。

PPT

第四节　美　德　论

一、美德论概述

（一）美德论的含义

美德论又称为德性论或品德论，是研究和探讨人应该具有什么样的品德或品格及如何成为具有这些美德的人的伦理学理论。美德论解决和回答什么是美好积极的道德情操、如何达到道德上的美好境界等问题，并对个人或群体所表现的固有的、美好的、稳定的道德品质予以概括和肯定性评价。

美德论在东、西方传统伦理学中都是古老而核心的基本理论。我国古代儒家伦理是美德论的典型代表。在西方，美德论自古希腊时代就有典型思想并广为流传，亚里士多德是美德论的典型代表人物。东西方美德论的相同之处是都强调个人美德及其修养，对美德的具体内容也有相同的理解。差别在于西方美德论更注重社会公共生活中的美德（如公正）并且特别关注美德实现的社会机制。

（二）医学美德论的概念

医学美德论是美德论在医学职业领域的具体体现，它以医者美德为中心，研究和探讨医务人员应该具有怎样的医学品德或品格，哪些道德品质是行医者的职业美德，高尚的医德素质应该是怎样的，医者应该养成什么样的品德素质以及如何养成与修炼等问题。

我国传统医学伦理中包含丰富的医者美德论思想，认为从医者应具有特定的美德。晋代杨泉所著《物理论》有"夫医者，非仁爱之士不可托也，非聪明礼达不可任也，非廉洁纯良不可信也。"清代医学家陈修园说："医为仁人之术，必具仁人之心。"这些观点均认为医者职业的特殊性决定了医学美德的特殊要求。中国外科之父裘法祖先生说"德不近佛者不可以为医，才不近仙者不可以为医"，表明从医者应是德才俱佳的人。西方著名的《希波克拉底誓言》也是医者美德论的经典文献。

二、医学美德论的内容及特点 ℮ 微课

（一）医学美德论的主要内容

医学美德论讨论哪些道德品质是行医者的职业美德，是需要在医疗行业中大力提倡的职业道德精神，是医者追求职业精神境界所应具备的道德品格。医学美德的内容涉及范围非常广泛，在扬弃古今中外医学美德论内容的基础上，我们主要探讨仁慈、严谨、忠诚、公正四个方面的内容。

1. 仁慈　就是仁爱慈善的品德。具体说来就是医务人员具有人道精神，对病人仁爱、慈善、同情、关心和尊重。仁慈是医学人本论和生命神圣论等医学伦理学基本理论的综合要求。它体现以人为本的医学人道主义思想要求。我国传统医学思想秉持"医乃仁术"的医学精神，其中"仁"的涵义丰富深刻，涵盖"仁慈"之意。仁慈是医务人员长期一贯遵守医学道德要求所形成的医德品质。

2. 严谨　严谨是医务人员对医疗行为持严肃、谨慎态度并将其内化为一种品德修养。对待医术，精益求精、严格、严肃、严密。诊治疾病，审慎细致，不容丝毫懈怠。医者行事，无论对待医学还是对待患者、同事，严谨都是不可或缺的美德。

3. 忠诚　就是医务人员应具有的坚持真理、忠诚医学科学、诚心诚意对待患者的品德。表现为对医术实事求是，不夸大、不隐瞒；对同行以诚相待；对患者以诚相待，一诺千金，不泄露患者隐私。

4. 公正　就是医务人员具有的公平合理地协调医学伦理关系的品德。公平、正直，待人处事正派，按照社会医学道德要求，公正处理医疗服务活动中的各种事件与关系。

（二）医学美德伦理的特点

1. 稳定性 稳定性是指医学美德具有一贯性、长期性、稳定性的特性倾向。医学美德是医者在医疗实践中表现出的始终如一的医德修养的倾向，并非一时一事的临时行为准则及其行为表现。医学美德论是最早最重要的医学伦理学基本理论，无论在东方还是在西方医学伦理史上一直是极具解释力和权威性的医学伦理学基本理论。

2. 实践性 医学美德伦理强调道德实践，注重把主体对善的追求与医疗实践活动结合起来，使它在现实生活中有很强的操作性。近年来，医学美德伦理直接面对当代市场经济背景下的医疗实践活动及其道德问题，立足于传统的同时积极探讨新的时代背景下美德伦理的实践途径，具有深刻的实践价值。

三、对医学美德论的评价

医学美德论在医学伦理学中占有重要地位。在医学实践中，医学美德论既有重要意义，也存在局限性。

（一）医学美德论的重要意义

1. 医学美德论是医学伦理学的重要组成部分 随着伦理学理论体系研究的不断发展。美德伦理学成为与元伦理学、规范伦理学并列的伦理学研究体系的组成部分。医学美德论日益发展成为医学伦理学的重要组成部分，并且成为医学伦理目的和价值的最终体现。

2. 医学美德论成就医务人员塑造完美职业人格 医学美德论揭示的医务人员对人的生命的道德责任，为医学界提出优良美德的德目，铸就医务人员医德修养的目标和方向。自医学职业产生以来，大医精诚、医乃仁术、实行人道主义、救死扶伤的医学职业精神在延续和传承中，一直指导着医学教育和医德修养，培养和教育了一代又一代具备高尚美德的医者。医学美德论对医学沿着服务于人的正确道路发展起到了理性指导作用，它有助于医务人员塑造完美人格。

（二）医学美德论的局限性

缺乏具体规范性是医学美德论的局限所在。医学美德论往往易从直观的、理性的层面上着眼，提出医学职业本身对医务人员"应具备何种美德"的抽象要求，缺乏在遭遇特定情境时如何具体行动的建设性意见，同时在一定程度上忽视了外在职业伦理生态对医德实践的影响与作用。医学美德论带有明显的个体性、经验性和自律性，在遇到现实层面突出的医德问题时，会显示出其缺陷和不足。因此，克服医学美德伦理的缺陷要将医德规范、医者义务与医学美德论紧密联结起来，使之互补不足，共同发挥作用。

目标检测

答案解析

一、最佳选择题

A1 型题

1. 以医务人员应该做什么，不应该做什么以及如何做才是道德的为具体形式的医学伦理学理论被称为（ ）

    A. 医学美德论　　　　B. 医者义务论　　　　C. 功利论

    D. 道义论　　　　　　E. 医学人本论

2. 为克服市场经济对医学服务产生的负面效应，要求临床医师（ ）

    A. 不仅关心患者的躯体，而且关心患者的心理

B. 注意克服人—物—人的物化趋势

C. 维护和尊重患者的知情同意权

D. 正确处理同行关系

E. 不能以医谋私

3. 当前的医疗实践中，医生责任强调的是（ ）

A. 对患者负责和对集体负责的统一

B. 对集体负责和对社会负责的统一

C. 对医院的经济效益负责和对患者负责的统一

D. 对患者负责和对社会负责的统一

E. 对患者负责和对个人经济收入负责的统一

4. 市场经济对医学实践的作用决定了医学服务（ ）

A. 与市场机制相容　　　B. 应该市场化　　　C. 不能引入市场机制

D. 必须有控制地引入市场机制　E. 以上都不是

5. 市场机制引入医学实践时最易带来医务人员拜金主义问题的是市场经济具有的（ ）

A. 竞争性　　　B. 逐利性　　　C. 自主性

D. 平等性　　　E. 自发性

A2 型题

6. 某患者在一次车祸中受重伤，送到医院后被判定为脑死亡。后来的全面检查表明：该"患者"腹中 4 个月的胎儿完全正常。如果凭借现代医术使"患者"植物人状态长期维持下去，就可以保证胎儿发育成熟，直至出生；如果让"患者"体面地死去，就必须撤掉生命维持系统。这个难题，要求医学服务认真解决（ ）

A. 医学中能不能做与伦理上应不应做的矛盾

B. 临床诊断技术的问题

C. 临床治疗技术的问题

D. 服务态度的问题

E. 医学卫生资源宏观分配的矛盾

7. 患者，女，患有严重的脑综合征、慢性压疮、心脏病、糖尿病等，对环境没有感觉，只有原始的脑功能，有自主呼吸，没有认识、行为能力，且无改善的希望，住院不久即插入鼻饲管以维持生命。她的监护人要求撤走鼻饲管，被主管医师拒绝，监护人向法院起诉要求强制撤走，法院同意并下令取走；但受理上诉的法院否定了这个决定，认为中止喂饲就是杀人。3 年后，该患者死亡，她的鼻饲管仍保留着。主管医师拒绝患者监护人请求的理由是：医疗行为必须体现（ ）

A. 医乃仁术　　　B. 生命神圣　　　C. 不伤害原则

D. 尊重患者自主原则　　　E. 以上都是

8. 一年轻人在打羽毛球时，自己的球拍把额头碰破一块皮，到医院就医。接诊医生查看后，问明患者属公费医疗，于是开出了 CT 检查单。查后结果为阴性。此类现象产生的根源是（ ）

A. 医生诊断水平不高

B. 医生对高新技术手段过度迷信

C. 市场经济对医学服务的负面影响

D. 生物医学模式对医生的负面影响

E. 医院管理不到位

A3 型题

20 世纪 90 年代初某日凌晨，一位被汽车撞成重伤的少校军官被一位好心的老工人用三轮车送到医院急诊候诊室。被请出来的值班医师一见到刚刚苏醒过来的少校问："带钱了吗?"少校摇了摇头，又赶紧吃力地说："我是现役军人，能报销……"话未说完又昏迷过去。医生给当地部队打电话，未能搞清伤者身份，于是又回原房间睡觉去了。到早晨交接班时，发现少校军官已死于候诊室外长椅上。事后，某报记者走访了当事医师。他很委屈地说："我多倒霉呀! 白受了个处分。半夜里，他既没钱又没同伴，我怎么能相信他的话呢? 医院里患者住院一分钱不交就溜走的还少吗?"

9. 该值班医师出现过错的根源在于（　　）

    A. 没有正确处理好市场经济带来的负效应问题

    B. 没有正确处理好能不能做与应该不应该做的矛盾

    C. 没有正确适应医学模式转变的要求

    D. 没有正确适应高科技应用于医学的要求

    E. 以上都不是

10. 该值班医师严重缺乏的美德是（　　）

    A. 仁慈   B. 忠诚   C. 同情

    D. 公正   E. 以上都有

二、思考题

一位 5 岁女孩患"肾炎、继发进行性肾功能衰竭"住院三年，在等候肾移植过程中，一直靠肾透析维持生命。因肾来源困难，经女孩父母同意对其家人进行配型检测（其弟年仅 3 岁，不符合做供体的条件而被排除在检测范围之外）。检测结果：其母亲组织类型不符；其父组织类型符合，且动脉血流图显示他具有对肾移植有利的血液循环。医生与其父商量能否做供者，并说明移植预后难测。经一番思考，其父决定拒绝做供者，但又怕家人指责，影响父女、夫妻感情，于是恳请医生以自己不适合做供者为由告诉自己的家人。医生对此虽不满意，但还是按照患者父亲的意图保守了这个秘密。

思考：

1. 联系义务论和功利论的观点，分析医生或家人期望患儿父亲做供者的理由是怎样的? 分析患儿父亲拒绝做供者的理由可能是怎样的?

2. 医生应患儿父亲的要求"说谎"做法是否得当?

（郝军燕）

书网融合……

本章小结   微课   题库

第三章　医学伦理学的规范体系

◉ 学习目标

1. 通过本章学习，重点把握医学伦理学指导原则的内容；医学伦理学具体原则的要求；医学伦理学基本规范的内容；医务人员行为规范要求；医学伦理学基本范畴的主要内容。

2. 学会综合运用医学伦理学原则、规范和范畴来规范医疗职业行为；并能辩证地分析、解决临床医疗工作中的实际问题，做出最优选择。培养医学道德责任和全心全意为人民健康服务的意识；树立以患者为中心的意识；加强医者职业精神的培养和医德素养意识的提高。

医学伦理学的规范体系主要由医学伦理学原则、医学伦理学基本规范与医学伦理学基本范畴三方面内容构成。医学伦理学原则是基本规范与基本范畴的总纲和精髓，医学伦理学的基本规范与基本范畴是医学伦理学原则的具体要求和细化。医学伦理学的规范体系既源于医学实践，又指导医学实践，是全面培养医学生和医务人员伦理素质的重要内容，也是指导与评价医学生和医务人员言行的伦理标准。正确地理解和运用医学伦理学原则、基本规范与基本范畴，既有利于医学服务理念的优化与进步，也有利于医学人才的培养与医道修养的提升，对指导临床医疗工作具有十分重要的理论价值与现实意义。

≫ 情境导入

情境描述　2020 年春节，著名呼吸病学专家钟南山院士不顾年事已高，临危受命，亲临抗击疫情最前线，担任专家组组长，指导医治及防护工作。正是这样一个可敬、可爱，对事业兢兢业业、一丝不苟的老人和无数个奋战在疫情防控一线的医护工作者，构成了保护人民身体健康的"脊梁"。危难之中显身手，让全国人民再次记住了"钟南山"这个名字。钟南山不仅医术精湛，医德高尚；他尊重科学，实事求是，敢医敢言的道德风骨和学术勇气更令人景仰。2020 年 9 月 8 日，全国抗击新冠肺炎疫情表彰大会在人民大会堂隆重举行，钟南山获颁"共和国勋章"。面对诸多荣誉，钟南山却始终谦虚地说："我不过就是一个看病的大夫。"

讨论　1. 钟南山院士和无数个奋战在疫情防控一线的医护工作者行为体现了什么样的医学职业精神？

2. 新时代医务人员如何学习和发扬这种精神？

第一节　医学伦理学的原则

PPT

医学伦理学原则是指导医务人员执业行为的最高道德标准。医务人员领悟与践行医学伦理学原则，有助于建立良好的医患关系，能够更好地为人民的身心健康服务。医学伦理学原则主要包括指导原则和具体原则。

一、医学伦理学的指导原则

（一）医学伦理学指导原则的含义和地位

1. 含义 医学伦理学的指导原则是调节医学卫生与健康领域各种道德关系的根本原则，是反映医学道德基本精神与统帅医学伦理准则的根本原则，具有广泛的指导性与约束力。

2. 地位 医学伦理学的指导原则是医学伦理学规范体系的精髓和核心，是指导医务工作者行为的根本规则，在医学伦理学的规范体系中居于主导地位，对医学伦理学的基本规范与范畴起指导作用。医学伦理学的基本规范与范畴是医学伦理学指导原则的具体体现。

（二）医学伦理学指导原则的内容

我国医学伦理学的指导原则是 20 世纪 80 年代中期提出的。1981 年，在上海举行的"全国第一届医德学术讨论会"上，首次明确提出了"防病治病，救死扶伤，实行革命的人道主义，全心全意为人民服务"的我国社会主义的医德原则。后经修改将其表述为："防病治病，救死扶伤，实行社会主义人道主义，全心全意为人民身心健康服务。"医学伦理学的指导原则是社会主义核心价值观在医疗卫生与健康领域的具体体现。

2016 年，习近平总书记在全国卫生与健康大会上提出了"敬佑生命、救死扶伤、甘于奉献、大爱无疆"的新时期卫生与健康职业精神，从更高层面对我国社会主义的医德原则进行了诠释、概括和丰富，具有重要的指导意义与精神追求。

医学伦理学的指导原则包括三个方面的内容。

1. 防病治病，救死扶伤 "防病治病，救死扶伤"是医务人员的基本职责与道德责任，是医学的根本任务与职业特征，是医务人员实现为人民健康服务的有效途径与基本手段，也是医务人员医疗实践与医德行为的基本出发点。

防病治病体现了预防为主，防治结合的医学道德精神。从宏观层面强调了医疗机构从业人员的道德责任，主要包括治病与防病两个方面，在现代医学发展中预防与健康、保健职能已经成为医学不可分割的重要部分，对于健康人群与亚健康人群的预防措施和健康宣教，既有利于提高人口整体素质，又有利于节约社会资源。预防和治疗相结合指明了医学应承担完整的医学道德责任，要求任何医疗卫生单位和全体医务人员都应承担起防病与治病的职责，正确地认识和处理好对患者与健康人群、社会与生态环境等多重义务关系，以促进全民健康目标的实现。

救死扶伤是医务人员的天职，是首要道德责任，也是古今中外医家的共识。医圣张仲景以"救人活命"为己任，以"仁爱救人"为准则，指导其医疗实践；西方医学中有"为患者谋利益"的医德准则；当今中国对救死扶伤更是赋予了深刻、全面的意义。要求医务人员以仁爱仁心与高度负责的态度，科学严谨的作风对待每一位患者。加强医德修养，刻苦钻研医学技术技能，不断地提升医疗服务的质量与水平。

防病治病、救死扶伤，既弘扬了最优良的医德传统，也真实反映了医疗卫生与健康事业的基本特点。医务人员应认真履行医德责任和义务，做到既要重视个体患者的医治护理，又要重视群体的社会预防与社会保健，有效实现防治结合与救死扶伤。

2. 实行社会主义的人道主义 实行社会主义的人道主义是医务人员工作的最现实和最普遍的要求，也是医学道德的基本要求。人道主义的核心就是以人为本，体现在医务工作中就是应以患者为中心，尊重患者的价值、人格和正当要求，谴责和反对不人道行为；尊重关心、平等救助患者，珍惜患者的生命与健康。

现代社会发展以人为本，以满足人的需求为价值取向，以人与人、人与自然和谐发展为核心的发展理论成为全社会的共识。如今人们不仅需要优质医疗技术服务，还需要从心理和精神上得到医学人文关怀与尊重。医务人员应以人的健康为本，尊重人的生命与生命价值，维护人的尊严与权利，关爱人的身心健康；加强医德修养，努力提高医学技术，全心全意为人民健康服务。

3. 全心全意为人民的身心健康服务 全心全意为人民的身心健康服务，既是医德的最高境界和价值目标，是对医务人员行为的最高要求；也是全心全意为人民服务的根本宗旨的具体体现，是社会主义道德的核心内容和实质，充分体现了医学伦理学原则的社会主义性质。全心全意为人民服务，是社会主义一切职业道德所必须具有的基本原则。人民是社会主义国家的主人，医学事业是人民的事业，"学医为民"是医学事业的宗旨，要求医务人员在职业活动中热爱和关心人民，把人民的健康利益放在首位，恪尽职守。

（1）服务全方位 为人民健康服务应是全方位的。医学服务既应真诚救助患者，又应给患者关心照顾与人文关怀，从而满足人民大众不断增长的多方位健康需求。

（2）服务有境界 为人民健康服务作为一种道德境界应是分层次的。为人民身心健康服务是基本境界与基本要求，多数医务人员经过积极努力都可达到；全心全意为人民身心健康服务是最高境界与最高要求，医务人员只有执着追求、养成与坚守医学职业精神，才能够达到。

医学伦理学指导原则的三个方面相互作用与相互支撑，共同传承与优化完善我国"医乃仁术"的传统美德，是社会主义核心价值观在医疗卫生与健康服务领域的具体体现。其中，"防病治病"是服务手段，"救死扶伤"是服务宗旨，"实行社会主义人道主义"和"全心全意"是服务理念，"为人民身心健康服务"是服务目标，只有在服务宗旨与理念明确，服务手段正当并有效实施的前提下，才能确保医学职业服务目标的达成。

 素质提升

培养医者职业精神

2021年8月20日颁布的《中华人民共和国医师法》规定："弘扬敬佑生命、救死扶伤、甘于奉献、大爱无疆的崇高职业精神"。医者职业精神，既是医者治病救人的天职要求，又是医者应具有的无私奉献的大爱精神与崇高情怀。医者职业精神既是医德态度，又体现对医学事业的信念、信心与价值取向；其主要内容是职业立场，即世界公认的人道主义与利他主义；职业目的是救死扶伤与服务健康；职业态度是爱岗敬业与恪尽职守；职业理想是全面优化医学价值所追求的医乃仁术、大医精诚。敬佑生命是为医者的基本底线，救死扶伤是医者的天职，甘于奉献、大爱无疆是医者的道德品格与职业要求。

新时代，新使命，医学生和医务人员应从我做起，努力学习，积极工作，用实际行动培养与践行医者职业精神，全心全意为人民的身心健康服务。

二、医学伦理学的具体原则

医学伦理学的具体原则是医学实践活动中调节医疗人际关系的基本出发点，也是衡量医务人员职业道德水平的基本尺度，是指导原则的具体表现与细化，在医学实践中，我国医学伦理学的具体原则包括尊重原则、不伤害原则、有利原则和公正原则。

（一）尊重原则

1. 含义 尊重原则，是指医疗实践中医方对患者的人格尊严及其自主性的尊重。患者的人格尊严是其一出生即享有并应该得到肯定和保护的、具有主体性的，并据此不能被当做工具和手段的人格特征。患者的自主性是指患者对有关自己的医护问题经过深思熟虑所做出的合理性的决定，并予以采取的行动。贯彻尊重原则是医务工作职业特点决定的，也是医学人道主义的必然要求。尊重原则实现是保障患者根本权益与建立和谐医患关系的可靠基础和必要条件。

2. 患者实现自主性的条件 患者的自主性不是绝对的，而是有条件的。患者自主性实现的前提条件有：①它是建立在医护人员为患者提供适量、正确且患者能够理解的信息基础之上的，如果对患者缺乏必要的信息公开，那么患者就难以实现其自主性；②患者必须具有一定的自主能力，对于丧失自主能力（如精神病患者的发作期，处于昏迷状态和植物状态的患者等）或缺乏自主能力的患者（如婴幼儿、少年患、先天性严重智力低下的患者等）是不适用的，其自主性可由家属、监护人或代理人代理；③患者作出决定时情绪必须处于稳定状态，患者虽有自主能力，但由于情绪处于过度紧张、恐惧或冲动状态，往往失去自制或难以作出自主性决定；④患者的自主性决定必须是经过深思熟虑的，即患者在作出决定时，明确了解可能的各种医疗选择及其可能产生的后果，能够对这些后果作出利弊评价并经权衡作出抉择。如果患者未经周密思考而轻率地作出决定，往往不能反映患者的真实自主性；⑤患者自主性决定不会与他人、社会的利益发生严重冲突。也就是说，当患者的自主性会对他人、社会利益构成严重危害时，也要受到必要的限制。

3. 尊重原则对医务人员的要求

（1）平等尊重患者及其家属的人格与尊严 在医疗实践中，尊重患者的人格权应包括尊重物质性人格权与精神性人格权两个方面。医务人员既要尊重患者的生命权、健康权、身体权和死后遗体权等物质性人格权；又要尊重患者的姓名权、尊严权、隐私权、肖像权、名誉权、人身自由权和具有人格象征意义的财产利益权等精神性人格权。医患沟通时，要求医务人员平等尊重患者及其家属的人格与尊严。尊重患者的人格权利，也包括对患者家属人格权的尊重；同时患者及其家属也应尊重医务人员及其劳动，这是医患沟通的前提与基础，是建立和谐医患关系的保障与要求，有利于医患沟通和协调。

（2）尊重患者知情同意和选择的权利 尊重患者的自主权是指尊重患者知情同意、选择权与隐私秘密权，这是尊重患者人格权利的延伸，尊重患者知情同意和选择的权利即尊重患者在理性状态下对诊疗措施独立做出的决定。而对于缺乏或丧失知情同意和选择能力的患者，应该尊重家属或监护人的知情意和选择的权利。然而，在特殊情况允许下，医务工作者可以根据相关规定和具体实际情况正确使用医疗干涉权，即特殊干涉权。例如，当患者处于生命的危急时刻或昏迷状态，又急需采取抢救措施，家属或监护人不在场而又来不及赶到医院时，或来不及征得家属知情同意时；"无主"患者的紧急抢救；当患方自主的决定明显不利于患者的健康与利益；当患者方自主的决定对他人、对社会利益有危害时；医务工作者按照相关规定可以实施必要的特殊医疗干预，适当采取必要的医疗措施或进行必要的劝导、纠正，以切实保障尊重原则的有效实施。

（3）要履行帮助、劝导，甚至限制患者选择的权利 为了实现患者知情同意和选择，医务人员要帮助患者，如提供正确、适量、适度的信息，并让患者能够理解，在此前提下让患者自由地同意和选择，如果患者的选择不当，此时应劝导患者，不要采取听之任之、出问题自负的态度，劝导无效应尊重患者或家属的自主权。但是，有时出自各种各样的原因，患者的选择与他人、社会的利益发生了矛盾，医人员要协助患者进行调整，以履行对他人、对社会的责任，同时使患者的损失降低到最低限度。如果患者的选会对他人的健康和生命构成威胁或对社会造成严重危害，医务人员对患者选择的限制是符合伦理的。

（二）不伤害原则

1. 含义 不伤害原则是指医务人员在医疗诊治活动中不使患者身心受到损伤，这是底线原则。强调的是医务人员对患者要有高度负责的态度，审慎选择和实施医疗行为；医务工作的主观过失应当通过努力加以避免，医务人员应最大限度地降低对患者的伤害。

2. 伤害现象分类 临床上可能对患者造成的伤害包括躯体伤害、精神伤害与经济伤害。依据伤害与医务人员主观意志的关系，可分为故意伤害与无意伤害、可知伤害与不可知伤害、可控伤害与不可控伤害、责任伤害与非责任伤害等类型。其中，有意伤害是指医务人员出于打击报复心理或极不负责等给患者造成的直接伤害，无意伤害是指医务人员非故意而是在正常的诊治过程中给患者造成的间接伤害；可知伤害是指医务人员预先知晓或应该知晓给患者带来的伤害，不可知伤害是指医务人员无法预先知晓而给患者带来的意外伤害；可控伤害是指医务人员经过努力可以也应该降低或杜绝给患者造成的伤害，不可控伤害是指超出了医务人员的控制能力而给患者造成的伤害；责任伤害是指医务人员的有意伤害以及虽然无意但属于可知、可控而未加认真预测与控制、任其发生对患者的伤害，非责任伤害是指意外伤害或虽医务人员可知而不可控给患者造成的伤害。

那些临床医疗上必需的，属于适应证范围的医疗行为是符合不伤害原则的。不伤害原则不是绝对的，"不伤害"不等于"无损伤"。医疗伤害在临床实践工作中是客观存在的。人们已经认识到绝大多数医疗行为在客观上都可能会给患者带来心理上或生理上的损伤，如药物治疗有毒副作用，某些检查或手术治疗也可能会有不同程度的身心疼痛损伤。

在临床上有些诊治手段具有双重效应，即一个诊治手段的有害效应并不是直接的与有意的效应，而是间接的与可预见的。如当妊娠危及胎儿母亲的生命时，可进行人工流产或引产，这种挽救母亲生命的行为的后果是直接与有益的效应，而造成胎儿死亡是间接的、可预见的效应。这种情况下对胎儿所产生的伤害，在伦理上是能够得到辩护的。

3. 不伤害原则对医务人员的要求

（1）树立为患者利益和健康着想的动机，杜绝有意伤害和责任伤害。不伤害原则是针对那些怀有主观恶意或不负责任，应该预见而未预见、能够控制却放任伤害发生的行为而提出的，其目的在于强化医务人员的主观动机，以高度的责任意识把维护患者健康利益放在首位。医务人员在医疗实践中应把医疗的伤害性降到最低限度，做到以最小的损伤获取患者最大的利益。

（2）尽力提供最佳的诊治护理手段。防范无意但却可知的伤害，把不可避免但可控的伤害控制在最低限度。医务人员在刻苦学习，钻研理论知识的同时，更要在临床实践中培养细心谨慎的工作作风，坚决杜绝有意伤害和责任伤害，加强防范无意但可知伤害及意外伤害的发生，把不可避免但可控的伤害控制在最低限度。

（3）对有危险或有伤害的医护措施，要进行评价，要选择利大于危险或伤害的措施等。在工作实际中，对有危险或有伤害的诊治措施，医务人员应认真进行评价，要尽力选择利益大于危险或伤害的措施。当不伤害原则与其他原则发生冲突时，在利害并存情况下权衡大小，尽力减小伤害程度，不给患者造成不必要的伤害与损失。

（三）有利原则

1. 含义 有利原则，即最优原则，也称行善原则或有益原则，是指医务人员在医疗实践活动中把对患者健康有利放在首位，并为患者谋取最优利益的伦理原则。在医学实践中，有利原则有狭义和广义之分。通常所强调的有利原则首先是从狭义上来说的。

狭义的有利原则：是指医务人员履行对患者有利的德行，即医务人员的诊治、医护行为对患者确有助益，能够减轻患者痛苦，促进其身心康复。有利包括医务人员的主观动机和客观结果，即选择以最低的代价为患者获取最大效益的诊疗方案，既有利于患者的身心健康利益，也应有利于患者的经济利益等。

广义的有利原则：不仅要求对患者有利，而且医务人员的医护行为还应有利于医学事业与医学科学的发展，有利于促进人群、人类的健康与福利。

2. 构成 有利原则比不伤害原则的内容更加广泛，层次也更高。有利包含不伤害；不伤害是有利的起码要求和体现，是有利的一个方面。不伤害原则为有利原则规定底线与奠定基础。有利原则由两个层次构成。

（1）低层次有利 是不伤害患者，不施加伤害即不伤害原则。医务人员自觉维护患者的利益，努力做到医疗行为对患者确有益处，不对患者施加伤害的原则。

（2）高层次有利 是为患者谋利益，最优化决策原则。在医疗实践中，医务人员积极为患者谋取利益，追求最优化决策的原则。

3. 有利原则对医务人员的要求

（1）为患者谋利益 有利原则要求医务人员应把患者利益放在首位，树立全面的利益观。医务人员的行为应对患者确有助益，且在利害共存的情况下要进行权衡，要求医务人员的行为：①应与解除患者的痛苦有关；②应尽可能减轻或解除患者的痛苦；③对患者利害共存时，应尽可能给患者带来最大的益处与最小的危害；④应让患者受益的同时而尽可能不给他人带来太大的伤害。

（2）提供最优服务 在医疗活动中，有利原则要求医务人员的行为能给患者提供最优化的决策，争取以最小的投入获得最大的效果，为患者提供最优化的服务，让患者多受益，医务人员应努力做到：①疗效最好，即诊疗效果从当时医学科学发展的水平来看是最好的，或在当时当地的客观条件下是最佳的疗效；②伤害最小，即安全最好，尽量选择对患者有最好安全保障的方案，对于必须使用但又有一定伤害或危险的诊疗手段，应尽量使伤害减少到最低程度，保证患者的安全；③痛苦最轻，即在保证治疗效果的前提下，诊疗措施应尽量减少患者的痛苦，有些不宜普遍使用的特殊检查，只能在必须、有针对性并有保护措施的情况下才可使用；④费用最少，即消耗最少，即在保证诊疗效果的前提下，尽量降低患者的医疗费用，尽量降低社会医药资源的消耗。选择诊疗手段或方案时，在保证安全与疗效的基础上应考虑资源的消耗，如果代价太大，对患者与社会都不利。

（四）公正原则

1. 含义 公正原则是指在医疗实践中对于有同样医疗需要的患者给予同样的待遇，是指以内容公正与形式公正的有机统一为依据，分配和实现医疗与健康利益的伦理原则。一般包括内容公正原则与形式公正原则两个方面。内容公正原则是指根据哪些因素分配收益与负担，具体依据个人能力、个人需要、贡献大小、社会地位等条件确定应享有的待遇。形式公正原则主张在分配医疗收益与负担时，同样的人给予同样的对待，不同的人给予不同的对待。

在医疗实践中，公正原则体现为人际交往公正与资源分配公正。

（1）人际交往公正 医患沟通中，医务人员应平等待患，一视同仁，不能因患者千差万别的医疗需求而导致医疗服务态度与质量的差别。

（2）资源分配公正 在医疗卫生资源的宏观分配中，努力做到统筹兼顾，优化配置，合理使用，努力确保人人享有基本医疗基础上满足人们多层次医疗保健的需求。在微观卫生资源分配中，尤其是稀有卫生资源的分配公正应权衡医学标准、社会价值标准、疗效标准、科研价值等综合标准作出选择。在实践工作中，需要根据基本原则作出具体的判断，给予解决。

2. 公正原则对医务人员的要求 公正原则要求基本医疗需求人人享有，努力做到公正，特殊医疗保健需求相对公正，有同样条件的患者给予同样的对待。正确理解市场经济条件下满足患者多种医疗需求的必要，要求医务人员：①公正地对待患者，在卫生资源分配上与态度上都能公正地对待每位患者，特别是老年患者、年幼患者、残疾患者、精神病患者等；②公正地分配卫生资源，医务人员应运用宏观分配卫生资源的建议权与微观分配卫生资源的参与权，根据形式公正与内容公正，尽力实现患者基本医疗与护理的平等；③公正地处理矛盾纠纷，在医患纠纷或医护矛盾的处理中，应站在公正的立场上，坚持实事求是，避免利益冲突，不应受自身利益所左右。

综上所述，尊重原则、不伤害原则、有利原则、公正原则是医学伦理学的四大具体原则，也是医疗实践中医务人员应遵循的具体原则要求。在临床具体实践运用过程中，相互间也可能会发生冲突，此时需要进行合理权衡，视具体情况综合判断哪个原则更为重要。一般来说，尊重原则与不伤害原则是最底线原则。

第二节　医学伦理学的基本规范

PPT

医学伦理学的基本规范是医学伦理学规范体系的主要内容，是在医学伦理学原则的指导之下，制定出来的基本行为准则与具体要求。

一、医学伦理学基本规范概述

规范是明文规定或约定俗成的标准或准则，是人类社会生活中普遍存在的现象或行为标准，具有明晰性与合理性，最常见于法律、道德生活等领域内。

（一）医学伦理学基本规范含义

1. 含义　医学伦理学基本规范是指在医学伦理学原则指导下医务人员在医疗实践活动中应遵守的协调医疗人际关系的行为标准或准则，强调以医务人员应履行的义务为内容，是培养医务人员医德品质的具体标准，也是对医疗卫生机构所有从业人员的共同要求。

2. 本质　医学伦理学基本规范其本质是医务人员的医德意识与医德行为的具体标准，是医学伦理学原则的具体化，其形成在本质上是客观因素与主观因素的统一，也是稳定性与变动性的统一。既是医务人员行为要求的具体体现，又是评价与判断医务人员行为善恶的标准；既是医学伦理关系或一定社会对医务人员提出的医学伦理要求的客观反映形式，又是以主观的形式固定下来的包含医学伦理主体的抽象、概括等主观思维活动；医德品质与行为要求既因医学相对稳定的职业内容与价值目标而具有相对的稳定性，又因新时代、新医科、新发展提出的新的品质与行为要求而具有变动性。故医学伦理学基本规范既不能朝令夕改，也不能一成不变，标准应与时俱进。

（二）医学伦理学基本规范形式

医学伦理学的基本规范是对人们长期医疗实践中的道德行为的总结与概括，与当时社会的道德理念、风俗习惯相适应，规定"哪些应该做""哪些不应该做"，"以应该做什么、不应该做什么以及如何做"的形式出现。

医学伦理学基本规范一般采用条文式的语言形式表达。早期在医家之间约定俗成，有"戒律"，如我国宋代陈实功在《外科正宗》中提出的"医家五戒十要"；有"誓言""箴言""宣言""誓词"等形式，如古希腊的《希波克拉底誓言》、德国胡弗兰德的《医德十二箴言》、英国的《南丁格尔誓言》和中国的《中国医师宣言》《医学生誓词》等；有法典、法规、守则、公约等形式，如我国颁布的《中华人民共和国医师法》《医疗机构从业人员行为规范》《医务人员医德规范及实施办法》《医务人员工作守则》《临床医师公约》等。

二、医学伦理学基本规范的内容

我国医学伦理学基本规范主要表现为医疗机构从业人员基本行为规范，规定了医疗机构从业人员的职业道德规范要求，是医疗机构从业人员应具备的思想品质与行为准则。

（一）医疗机构从业人员基本行为规范

为规范医疗机构从业人员行为，根据医疗卫生有关法律法规、规章制度，结合医疗机构实际，2012年6月26日，由原卫生部、国家食品药品监督管理局、国家中医药管理局联合颁布了《医疗机构从业人员行为规范》，适用于各级各类医疗机构内所有从业人员，包括：管理人员、医师、护士、药学技术人员、医技人员、其他人员。医疗机构从业人员，既要遵守本文件所列基本行为规范，又要遵守与职业相对应的分类行为规范。根据《医疗机构从业人员行为规范》要求，对医疗机构从业人员的基本行为规范进行了明确的规定，其具体内容有八个方面。

1. 以人为本，践行宗旨 以人为本、践行宗旨，就是要求医疗机构从业人员坚持践行救死扶伤、防病治病的宗旨，发扬大医精诚理念和人道主义精神，以患者为中心，全心全意为人民健康服务。这是对我国医学伦理学指导原则的呼应与反映，也是医疗机构从业人员执业基本职责与责任。

（1）救死扶伤，防病治病 是医疗机构从业人员的执业道德手段：救死扶伤，防病治病是医疗机构从业人员实现为人民健康服务价值目标的方式与方法，是为人民健康服务的独特且唯一的执业道德手段，为了有效与更好地救死扶伤，防病治病，以解决患者的痛苦与不适，医疗机构从业人员必须掌握医学专业知识与临床技术技能，必须学会与患者进行有效地沟通。

（2）为人民健康服务 是医疗机构从人员的执业价值目标：为人民健康服务是"为人民服务"的具体化要求，是医疗卫生行业与其他行业在价值目标上相区别的重要标志，明确规定了医疗机构从业人员的执业责任，为医疗机构从业人员专业知识才能的施展指明了方向。

（3）大医精诚 是医疗机构从业人员理想的人格形象："大医精诚"是祖国传统医学中的文化精髓，至今仍然具有重要的现实意义。当代医疗机构从业人员职业道德的理想形象还是"医德诚"与"医术精"，实现"仁心"与"仁术"的完美结合。

（4）以人为本、人道行医 以患者为中心、全心全意是根本性的执业道德要求。①以人为本：要求医疗机构从业人员重视服务对象中"人"的价值而非"财物"等，维护其人格尊严与权利。既要求医疗机构从业人员重视患者，为其防病治病；也要求医院管理人员重视员工，以调动员工的积极性和做好员工的工作为根本。②人道行医：要求医疗机构从业人员发扬人道主义精神，尊重患者的人格与权利，关心与救助患者，是对医疗机构从业人员的最起码与最基本的职业道德要求。③以患者为中心：要求医疗机构从业人员应从维护服务对象的利益出发，将积极为服务对象服务，满足服务对象合理医疗保健需求与其他生活需求作为各项工作的中心，医院各项措施都应贯穿服务对象至上，一切为了服务对象。④全心全意：是为人民健康服务的最高医德要求与最高医德境界。具体是指在救死扶伤与防病治病的过程中，在任何时间、任何地点和任何条件下，医疗机构从业人员都能竭尽所能、无微不至地对待每一个服务对象。

2. 遵纪守法，依法执业 遵纪守法、依法执业，就是要求医疗机构从业人员自觉遵守国家法律法规，遵守医疗卫生行业规章和纪律，严格执行所在医疗机构各项制度规定。

遵纪守法、依法执业是对医疗机构从业人员道德品质的要求，也是衡量医疗机构医德医风状况的重要内容。医疗卫生相关法律法规、规章制度，既是对医疗机构从业人员工作的要求，又是对其权益的保护；既是对医疗工作秩序的规范，又是对医疗职业严肃性的维护。医疗机构从业人员只有不断加强法律学习，逐步提升法纪意识，严格依法执业，切实遵纪守法，才能做到对患者生命健康负责和对工作负责，才能有效维护医疗机构和从业人员的良好声誉与正当权益。

3. 尊重患者，关爱生命 尊重患者、关爱生命，就是要求医疗机构从业人员遵守医学伦理道德，尊重患者的知情同意权和隐私权，为患者保守医疗秘密和健康隐私，维护患者合法权益；尊重患者被救治的权利，不因种族、宗教、地域、贫富、地位、残疾、疾病等歧视患者。

"人命至重、有贵千金""健康所系、性命相托"，尊重生命是医学职业最重要的思想基础与最突出的人文特征。作为医疗机构从业人员应尊重生命、敬畏生命、关爱生命，充分保障患者合法权益；尊重患者的人格与权利，应对所有的患者予以同样的关爱与尊重，都应尽心尽责，平等待患，一视同仁。

4. 优质服务，医患和谐 优质服务、医患和谐，就是要求医疗机构从业人员言语文明，举止端庄，认真践行医疗服务承诺，加强与患者的交流与沟通，积极带头控烟，自觉维护行业形象。

医疗机构从业人员应把"以患者为中心"的理念贯穿于医疗工作的每一环节，着装整洁、准时到岗，言语文明、举止端庄，加强沟通，规范服务；应以饱满的工作热情、良好的沟通态度与技能及时主动服务患者，让患者在就诊过程中，遇事有人管，遇问有人答，有利于医患沟通，以优质的医疗服务促进医患关系和谐，树立个人、单位与行业的良好形象。

5. 廉洁自律，恪守医德 廉洁自律、恪守医德，就是要求医疗机构从业人员弘扬高尚医德，严格自律，不索取和非法收受患者财物，不利用执业之便谋取不正当利益；不收受医疗器械、药品、试剂等生产、经营企业或人员以各种名义、形式给予的回扣、提成，不参加其安排、组织或支付费用的营业性娱乐活动；不骗取、套取基本医疗保障资金或为他人骗取、套取提供便利；不违规参与医疗广告宣传和药品医疗器械促销，不倒卖号源。

在工作中，医疗机构从业人员只有廉洁自律、恪守医德，始终以德行医、以诚处事，严以律己、宽以待人，心术正、行为正、作风正，清清白白行医，堂堂正正做人，不以职谋私，全心全意为患者健康服务，才能实现自身职业价值，赢得患者、社会与人民群众的尊重。

6. 严谨求实，精益求精 就是要求医疗机构从业人员热爱学习，钻研业务，努力提高专业素养，诚实守信，抵制学术不端行为。

严谨求实、精益求精，是医疗卫生职业的内在要求。特别是随着时代进步与社会发展，人民群众对医疗服务的范围与质量都提出了更高要求，要求医疗机构从业人员知识全面，工作精勤，素质精良，医术精准，服务优质。医疗从业人员应加强学习、提升素养，诚信行事、谨慎执业，尊重科学、遵循规律，钻研技术、精益求精，防范浮躁心态、克服功利思想，抵制不端学术行为，反对不良学术风气，营造良好学术氛围。

7. 爱岗敬业，团结协作 就是要求医疗机构从业人员忠诚职业，尽职尽责，正确处理同行同事间关系，互相尊重，互相配合，和谐共事。

医疗行业的每一个岗位都与人的生命健康息息相关，使命神圣而崇高。视职业为生命，爱岗敬业、忠诚职业是医疗机构从业人员应具备的行为准则、职业品质与职业操守。现代医学，特别是临床诊治工作是多学科融合与应用的整体。医疗从业人员只有在同一任务目标下，同事之间互相尊重、相互学习，团结友爱、相互配合，同心协力、取长补短，才能实现以人为本的服务理念，共同维护患者的健康利益。

8. 乐于奉献，热心公益 就是要求医疗机构从业人员积极参加上级安排的指令性医疗任务和社会公益性的扶贫、义诊、助残、支农、援外等活动，主动开展公众健康教育。

选择医学，即意味着选择奉献。奉献对医疗从业人员而言，就是把本职当成事业来热爱与完成，认真善待每个人，努力做好每件事。在做好常规医疗工作的同时，医疗机构从业人员应积极参加相关医疗任务，热心社会公益与健康教育，承担起基本的社会责任。人民群众幸福安康的背后是医疗机构从业人员的默默奉献。

《医疗机构从业人员行为规范》规定："医疗机构及其从业人员实施和执行本规范的情况，应列入医疗机构校验管理和医务人员年度考核、医德考评和医师定期考核的重要内容，作为医疗机构等级评审、医务人员职称晋升、评先评优的重要依据。"

（二）医师行为规范

医学伦理学基本规范既有共性，也有个性，且显示出发展演变的趋势。2021 年 8 月 20 日颁布的《中华人民共和国医师法》自 2022 年 3 月 1 日起施行，以法律的形式规范医师执业行为。我国现行发布的《医疗机构从业人员行为规范》是医疗行业规范性文件，既对医疗机构所有从业人员提出了基本的行为规范，也对医师、护士、药学技术人员、医技人员、管理人员等医务人员提出了具体的规范与要求。在此，主要对医师的行为规范加以论述，其内容有八个方面。

1. 尊重科学　尊重科学，就是要求医师遵循医学科学规律，不断更新医学理念和知识，保证医疗技术应用的科学性、合理性。

尊重科学就是尊重科学理性，培养科学精神，提高科学素养。医师应尊重科学，崇尚科学。医学是一门实践性、经验性与个体性都很强的科学，医师是医学的践行者、传承者与创新者，医师应尊重医学科学理性，尊重医学客观规律，培养正确的科学精神，勇于医学实践，追求医学真理。

（1）尊重医学科学　在执业过程中，医师应遵循的首要原则就是尊重医学科学规律，保证医疗技术应用的科学合理，不断更新医学理念与知识，积极探索新的医学规律，使之为人类的健康服务。尊重医学，就是尊重科学；尊重科学，就是尊重生命；尊重生命，就是珍惜自己。医师只有在实践中不断培养科学精神，提高科学素养，才能真正领悟到医学科学的真谛，才能真正做到为人类健康服务。

（2）畅通信息沟通渠道　尊重医学科学，就要畅通医学信息沟通渠道，更新医患信息沟通的观念，建立"医患一体，尊重医学"的思想认识。主要可通过搭建信息服务平台、加强大众媒介的舆论宣传、组织开展健康教育活动等多种信息沟通渠道，进一步提高大众对医学科学知识信息的了解，能起到较好的"尊重医学"的信息沟通效果。

2. 规范行医　规范行医就是要求医师依据《中华人民共和国医师法》规范执业行为，严格遵循临床诊疗和技术规范，使用适宜诊疗技术和药物，因病施治，合理医疗，不隐瞒、误导或夸大病情，不过度医疗。

依据《中华人民共和国医师法》，规范行医是提高医疗服务质量与安全的重要保障，可保证患者所接受的诊疗项目标准化、精细化与程序化，可降低医疗风险与减少治疗过程的随意性，提高医疗资源的利用率。医师应规范行医行为，做到依法执业、文明行医。

（1）依法执业　医师依法执业，受法律保护。医师应增强法治意识，恪守职业道德，遵守执业规范，提高执业水平，严格遵循临床诊疗和技术规范，在患者知情同意下，采取科学合理的医疗技术手段进行诊疗，因病施治，合理医疗，依法实现患者利益的最大化。

（2）文明行医　文明行医是规范行医、医患和谐的重要基础与前提。医师应文明行医、诚信执业，做到言语文明、举止端庄，优质服务、医患和谐，认真践行医疗服务承诺。

3. 重视人文　就是要求医师学习掌握人文医学知识，提高人文素质，对患者实行人文关怀，真诚、耐心与患者沟通。

人文是医学的灵魂，是医学发展的起点与归宿。在临床工作中，医师应具备人文医学执业能力。既要有高超的医术技能，更应具备人文意识；既要关注治疗疾病过程，更应关注患者体验，真诚、耐心与患者沟通，增强患者战胜疾病的信心。

（1）提高人文认知　医师应学习掌握人文医学知识，提高人文素质，尊重患者，关爱生命。遵守医学伦理道德，尊重患者的知情同意权和隐私权，为患者保守医疗秘密和健康隐私，维护患者合法权益；尊重患者被救治的权利。人文认知的核心是建立医患一体，即人人皆患者、人人皆医者的思想认识。医者维护人的生命健康，患者是医者生存和发展的根本所在。

（2）注重医患沟通　医患沟通是医患之间的信息交流，是传递感情与交换意见的过程。医患沟通细节的把握，体现医学人文精神。在医学实践中，医师应加强医学人文执业能力的培养，注重沟通并掌握其技能；对患者充分尊重、耐心倾听，使用语言与肢体、目光与表情等传递出尊重和仁爱、真诚和温情，实行人文关怀，和谐医患沟通。

4. 规范文书　就是要求医师认真执行医疗文书书写与管理制度，规范书写、妥善保存病历材料，不隐匿、伪造或违规涂改、销毁医学文书及有关资料，不违规签署医学证明文件。

规范医疗文书是医师执业的基本行为规范要求。医疗文书是医疗活动信息的主要载体与忠实记录，是探索医学科学规律与研究的基础资料，也是解决医疗纠纷的重要法律依据。医疗文书是衡量医疗机构医疗质量与医师工作能力的客观标准，也为医学发展起到了重要的桥梁作用。

医师应提高对规范医疗文书的认识与质量，按规定及时填写病历等医疗文书，规范医疗文书的书写与保管，确保医疗文书的客观、真实、准确、及时与完整。这对保护医师的自身权益，防范与解决医患纠纷有重要的法律意义。

5. 依法报告　就是要求医师依法履行医疗质量安全事件、传染病疫情、药品不良反应、食源性疾病和涉嫌伤害事件或非正常死亡等法定报告职责。

依法履行报告职责是医师执业的基本行为规范要求。既是医师应尽的工作职责，又是医师必须承担的法律义务与社会责任。及时准确地报告，既有助于提供科学有效的防治决策信息，有助于指导相关机构及部门妥善处置相关事件，又可切实保障医疗安全，有效防控和消除事件危害，保障公众生命安全与身体健康。在执业活动中，医师应依法履行报告职责，主动报告不良事件，加强安全意识与责任，以保证报告的及时性、准确性与完整性。

6. 认真履责　就是要求医师认真履行医师职责，积极救治，尽职尽责为患者服务，增强责任安全意识，努力防范和控制医疗责任差错事件。

认真履责，尽职尽责，是医师执业应有的敬业精神与医德责任。高度的责任心是医师职业道德的核心，既能保障医疗技术的实现与预判可能发生的医疗风险；也能指导医师用心发现与处理患者每一处细微的病情变化；还能成为医师不断进步的动力与成功的基石。医师执业时应爱岗敬业，以高度的责任心贯穿执业全过程，尽职尽责为患者服务，担负起救死扶伤、保护人民健康的神圣使命。

增强医师责任安全意识，既是医师执业行为善恶与品质好坏的"监视器"和执业思想与行为的"调节器"，也是医师和患者心中的"道德法庭"，还是让医师执业的行为规范转化为自觉行为的中介与桥梁，对医师执业行为具有重要的先导与影响作用。医疗安全的核心与目的首先是患者的安全。医师应以患者为中心，关注患者安全，认真履行执业职责，增强责任安全意识，努力防范和控制医疗责任差错事件。

7. 严格权限　就是要求医师严格遵守医疗技术临床应用管理规范和单位内部规定的医师执业等级权限，不违规应用临床医疗新技术。

医疗技术的创新发展，可以提高治愈疾病的能力，能有效改进医疗质量。而医疗技术是"双刃剑"，具有两面性，只有科学合理使用医疗技术，才能提高医疗质量，保障医疗安全，造福人民。否则，无论是不成熟的医疗技术应用于临床，还是成熟技术的乱用、滥用，都可能会对患者造成伤害。在临床工作中，医师应坚持科学谨慎的态度，严格遵守医疗技术临床应用管理规范，不越权使用医疗技术，不违规应用医疗新技术。

8. 规范试验　就是要求医师严格遵守药物和医疗技术临床试验有关规定，进行试验性临床医疗，应充分保障患者本人或其家属的知情同意权。

规范试验是医师执业的基本行为规范要求，其目的是发展医学，造福人类。为了人类的健康与发展，医师应严格遵守临床试验有关规定，规范实验性临床医疗行为，遵守医学伦理规范，保证患者医疗安全与合法权益，充分保障患方的知情同意权。

医师参与的实验性临床医疗是医学创新技术在临床应用的最后一道程序。实验性医疗在推进医学发展的同时，也存在一定的风险性。医师应本着对患者不伤害、有利、尊重和数据公正评价的原则，坚守医学伦理原则，依法通过伦理审查，在患方充分知情并取得书面知情同意的条件下，方可按照已确定的临床试验方案进行临床试验，规避实验性医疗的风险，保障医学的健康、安全、发展与进步。

第三节　医学伦理学的基本范畴

PPT

医学伦理学的基本范畴是医学伦理学规范体系的重要组成部分，是以医学伦理学原则与规范为基础和指导，是对医学伦理学原则与规范的必要补充和具体化。医学伦理学基本范畴是阐述医学伦理学原则与分析医学伦理问题的出发点，是指导医疗实践、进行医德教育与培养的基础内容。没有确定的医学伦理学基本范畴，就无法明确表达医学道德原则与规范。

医学伦理学基本范畴反映的是医务人员内在的自我要求，体现道德的自律性；而医学伦理学的原则与规范是表达社会对医务人员外在的客观道德要求，体现道德的他律性。医学伦理学基本范畴是把医学伦理学原则与规范要求从外在的他律约束转化为内在的自觉行为，有助于医务人员在实践中把握医德要求，开展医德教育，不断地提高医德修养。

一、医学伦理学基本范畴含义

医学伦理学的基本范畴是医学道德实践普遍本质的概括与反映，是医学道德及其特征、现象与关系等普遍本质的基本概念。

可分为广义和狭义两种类型。广义的医学伦理学基本范畴是指医学伦理学本学科所使用的基本概念。狭义的医学伦理学基本范畴是指构成整个医学伦理准则体系的第三个层次。

二、医学伦理学基本范畴的内容

医学伦理基本范畴的内容主要包括：权利与义务、良心与荣誉、情感与理智、审慎与胆识。

（一）权利与义务

权利与义务是医务人员与患者在享有一定权利的同时也都应履行相关的社会义务，包含法律层面和道德层次。只有二者并存，才能保证工作的顺利进行。医患双方的权利与义务包括法律权利与义务、道德权利与义务。道德权利是指道德主体依据道德所应享有的正当权力与利益。道德义务是指道德主体依据道德对他人、群体和社会应负有的使命与责任。在法律上，权利与义务是严格对应的，没有不享有权利的纯粹义务，也没有无须履行义务的纯粹权利。而在道德领域，权利与义务之间可以不具有严格的对应关系，道德义务的履行并非必然地以道德权利的享有为前提。同时，道德权利与义务和法律权利与义务，既在内容上可能不完全相同，实现的形式也可能不完全相同。

1. 权利　权利是法律、社会或道德原则的权利和利益，也是法律赋予权利主体作为或不作为的许可、认定及保障。在医学伦理学基本范畴中，包括患者的权利、医务人员的权利两个方面。

（1）患者的权利　是指患者在患病就医期间所拥有的且能够行使的权力和应享有的利益，即患者权益。在实践中，患者权利主要包括法律权利与道德权利。患者依法享有：生命权、健康权、身体所有权、平等医疗权、疾病认知权、知情同意权、保护隐私权、因病免除相应社会责任权、诉讼索偿权等。其中，生命健康权、平等医疗权、自主权、知情同意权是医学伦理学中经常讨论的热点问题。

①生命健康权　这是患者最基本、最重要的权利，是指患者享有生命权和健康权。医务人员不能拒绝患者接受治疗的合理要求。

②平等医疗权　要求医务人员平等待患，对每一个患者一视同仁。患者享有生命健康权，也应公正平等地享有医疗资源。

③知情同意权　知情同意是尊重患者自主性的具体体现，是指在临床诊疗过程中，医务人员为患者作出诊疗方案后，应向患者提供诊断结论、治疗决策、病情预后与诊治费用等真实、充分的信息，特别是诊疗方案的依据与性质、作用与损伤、风险与不可预测的意外等情况，让患者充分知情，并理性、自主地作出正确的选择。

④隐私保护权　为了诊治的需要，患者有义务将自己与疾病有关的隐私如实地告知医务人员，但是患者也有权维护自己的隐私不受侵害，要求医务人员须保护患者的隐私。

⑤监督医疗权：患者有权对医疗活动的合理性、公正性等进行监督，有权对保护患者权益方面的工作提出批评、咨询和建议。

（2）医务人员的权利　是指医务人员在临床诊疗过程中所享有的权利和应获得的利益。医务人员权利从职业角度上是患者赋予的，是为了更好地服务患者所需要的权利。

根据《中华人民共和国医师法》第二十二条的规定，医师在执业活动中享有下列权利：①在注册的执业范围内，按照有关规范进行医学诊查、疾病调查、医学处置、出具相应的医学证明文件，选择合理的医疗、预防、保健方案；②获取劳动报酬，享受国家规定的福利待遇，按照规定参加社会保险并享受相应待遇；③获得符合国家规定标准的执业基本条件和职业防护装备；④从事医学教育、研究、学术交流；⑤参加专业培训，接受继续医学教育；⑥对所在医疗卫生机构和卫生健康主管部门的工作提出意见和建议，依法参与所在机构的民主管理；⑦法律、法规规定的其他权利。

2. 义务　义务是指人们对社会、集体和他人应尽的道德责任与法律责任。在医学伦理学基本范畴中，包括患者的义务、医务人员的义务两个方面。

（1）患者的义务　是指在医疗活动中，患者在道德上对医疗机构及其医务人员、他人和社会所负有的道德使命与道德责任。①保持和恢复健康的义务，如实提供病情和有关信息。②在医师指导下接受并积极配合医生诊疗。③避免将疾病传播他人。④尊重医务人员的劳动。⑤遵守医院规章制度。⑥支持临床实习和医学发展。

（2）医务人员的义务　是指在医疗活动中，医务人员在道德上对患者、他人和社会所负有的道德使命与道德责任。一般来说，法律义务都是道德义务，而道德义务不一定都是法律义务。根据《中华人民共和国医师法》第二十三条规定，医师在执业活动中履行下列义务：①树立敬业精神，恪守职业道德，履行医师职责，尽职尽责救治患者，执行疫情防控等公共卫生措施；②遵循临床诊疗指南，遵守临床技术操作规范和医学伦理规范等；③尊重、关心、爱护患者，依法保护患者隐私和个人信息；④努力钻研业务，更新知识，提高医学专业技术能力和水平，提升医疗卫生服务质量；⑤宣传推广与岗位相适应的健康科普知识，对患者及公众进行健康教育和健康指导；⑥法律、法规规定的其他义务。

（二）良心与荣誉

1. 良心　良心是人们在履行义务过程中所形成的一种自我道德意识，是人们对自身行为是否符合社会道德准则的自我认识与评价。良心是道德情感的升华，是人们道德认知、情感和意志的总和，在道德意识中的统一，具有稳定性与深刻性。

医学道德良心，即医学伦理良心，是指医务人员在履行医德义务过程中对自己所负道德责任的主观认识与评价能力。即医务人员在履行对患者、集体与社会的义务过程中，对其职业行为应负道德责任的自觉认识与自我评价能力，其实质就是自律。医学道德良心是医务人员内心的道德活动机制，是发自内心深处的道德律令与情感呼唤"我要这样做"，是自我选择与自我调节、自我评价与自我监督的自律过程。

医学道德良心的作用：①导向作用，医务人员在诊疗开始前，良心需依据道德责任与道德价值的要求，对自身职业行为动机进行检查，符合道德要求的，予以肯定；不符合的，予以否定，并遵循职业道德要求，做出正确选择；②监督作用，医务人员在诊疗过程中，一旦开始出现异常的情感或欲念时，医务人员通过"道德良心发现"及时地发现问题，从而调整自己的行为，改变其行为方向，避免不良行为的发生；③评价作用，医务人员在诊疗后，对其诊疗行为进行审视与反思，对符合道德要求的行为，感到满意与喜悦，并给予鼓励；对不符合道德要求的行为，感到愧疚与羞耻，且受到良心的谴责。医德良心是医德情感的深化，是自我立法、自我监督、自我育德的自律过程。

2. 荣誉 荣誉是指人们由于成就与贡献而得到的名誉和尊荣，是对人们道德行为的社会价值所做出的客观评价与主观意向。

医学道德荣誉，即医学伦理荣誉，是指医务人员理性上自尊的表现，是社会对医务人员道德行为及其价值的肯定与褒奖，包括社会肯定和自我肯定两层含义。①社会肯定：是指社会和人民对医务人员高尚行为的肯定与褒奖。是人民或社会对医务人员行为的客观评判，是医务人员履行其对患者和社会的义务且对社会做出贡献而得到的社会肯定与褒奖。②自我肯定：是指医务人员的自我肯定性评价、自我认同与自我赞赏，是个人对其医疗行为的社会评价与社会效果所得到的肯定与满足感，也是个人对自己医德行为的社会价值的自我意识。医务人员个人因意识到医德行为的社会肯定与褒奖所产生的道德情感，通称荣誉感。

医学道德荣誉对医务人员的作用：①激励作用，荣誉既可满足精神需要、激发工作热情、增强争先创优意识，也可成为鞭策医务人员保持与发扬成绩的力量；还可对群体产生感召力，激发群体争先创优的动力，从而产生较好的激励效果；②评价作用，通过社会舆论来判断社会赞成或反对什么，以促进医务人员注意其言行的社会效果，对自己的言行负责；③培养荣誉感，正确对待与珍惜荣誉，培养医务人员以诚实劳动辛苦付出获得荣誉为荣，弄虚作假或骗取个人荣誉为耻的思想。在中国，孟子最早从伦理方面使用荣辱概念，"仁则荣，不仁则辱。"医家将"医乃仁术"作为约束自己行为规范的准则。医务人员的荣誉同医德与医术、创造与贡献相随，追求荣誉取之有道。

（三）情感与理智

1. 情感 情感是人对客观事物内心体验的流露，是指人们根据社会道德观念和准则去感知、评价个人和他人行为时的态度与体验。

医学道德情感，医学伦理情感是指医务人员在医疗活动中，对自己和他人行为之间关系的内心体验与自然流露。其内容包括同情感、责任感和事业感。①同情感：是医德情感中最基本的内容，包含对患者真挚的友爱、对不幸的怜悯与共鸣，表现为对患者的关怀与体贴等。在临床诊疗中，面对受疾病折磨、盼望救治的患者时，医务人员会产生一种对患者遭遇的同情和愿为其解除病痛的愿望，其实质就是对他人痛苦的认知与理解，也是医务人员为患者服务的原初动力。②责任感：是医德情感中的重要内容，是一种自觉的道德意识与职业责任。在临床诊疗中，医务人员会把患者利益放在首位，以减轻患者痛苦与挽救患者生命为己任，满腔热忱、千方百计地提高医疗服务质量与技术水平。③事业感：是最高层次的道德情感，也是同情感与责任感的升华，表现为医务人员自觉地把本职工作与医学科学发展及人类健康联系在一起，产生神圣而崇高的情感动力，医者仁心，忘我投入工作，把全心全意为人民的身心健康服务作为一种崇高的价值追求。

2. 理智 理智是道德情感的深层次体现，主要指人们对是非、善恶、荣辱、美丑的正确认识和感悟，也是人们用以认识与理解、思考与决断的能力，或辨别是非、利害关系与控制自己行为的能力。

医学道德理智，即医学伦理理智，是指建立在医学科学基础上的，作为医务人员必备的医学道德理性修养。医德理智包括两个层次：①较低层次，指医德自制能力与认知素质；②较高层次，指医德决定能力与智慧素质。在医疗实践中，医务人员热爱患者的情感是理性智慧的，并不是盲目冲动的，必须在医学科学允许的范围内去满足患者的合理要求。如，当待产孕妇分娩出现难产时，如果家属坚持顺产，医生应该用理智加以判断。

（四）审慎与胆识

1. 审慎 审慎即周密谨慎，是指人们在行为之前的周密思考与行为过程中的谨慎小心。

医学道德审慎，即医学伦理审慎，是指医务人员在为患者服务的过程中，严谨周密、谨慎认真。其本质是对患者以高度的责任心与严谨的科学态度。审慎主要表现在语言审慎与行为审慎两方面。在医疗实践中，医务人员应加强审慎意识，注意诊疗要审慎、言行要审慎。

医德审慎能有利于保障患者的身心健康与生命安全，有利于促进医务人员预防工作失误与提高服务质量，有利于建立良好的医患关系。

2. 胆识 胆识是指在处事过程中敢于承担风险与善于化解风险的勇气和能力。

医学道德胆识，即医学伦理胆识，是指医务人员在患者面临风险或难题而可以有所作为时勇于担当并善于化解风险的能力。胆识的深层本质是关心患者与尊重科学，能为患者预见到风险，敢于承担并善于化解风险。医德胆识的价值是能帮助医务人员把握住有效抢救危重、急险患者的时机，能帮助医务人员尽快对疑难病症及时做出正确诊断与处理，能帮助医务人员在患者损伤不可避免时，能做出争取最大善果与最小恶果的合理选择。

目标检测

答案解析

一、最佳选择题

A1 型题

1. 医学伦理学指导原则三个方面的内容是（   ）
    A. 单独存在，互不联系　　　B. 相互作用，相互支撑　　　C. 相互联系，不可分割
    D. 相互联系，可分可合　　　E. 相互依存，互不渗透

2. 对医学伦理学"不伤害原则"的准确理解是对患者（   ）
    A. 避免责任伤害　　　B. 避免技术伤害　　　C. 避免躯体伤害
    D. 避免心理伤害　　　E. 以上都是

3. 医学伦理学的具体原则不包括的是（   ）
    A. 尊重原则　　　B. 不伤害原则　　　C. 有利原则
    D. 公益原则　　　E. 公正原则

4. 不属于我国社会主义医德原则内容的是（   ）
    A. 救死扶伤　　　B. 防病治病　　　C. 中西医并重

D. 实行社会主义的人道主义　　E. 全心全意为人民的身心健康服务

5. 医师义务和权利中不包括的是（　　）

　　A. 保证治疗效果　　　　　　B. 保证患者平等医疗权　　　C. 保证患者医疗权的实现

　　D. 保护患者身心健康　　　　E. 履行自己的义务

6. 下列义务中患者应该知情同意后才能合理履行的是（　　）

　　A. 如实提供病情信息　　　　B. 尊重医务人员的劳动　　　C. 避免将疾病传播给他人

　　D. 遵守住院规章　　　　　　E. 支持临床实习和医学发展

7. 作为医学伦理学基本范畴的良心指的是（　　）

　　A. 医务人员在道义上应享有的权利和利益

　　B. 医务人员在道义上应履行的职责和使命

　　C. 医务人员在道义上对周围人、事以及自身的内心体验和感受

　　D. 医务人员对自己应尽义务的自我认知和评价

　　E. 医务人员在表现出行为前的周密思考和行为中的谨慎负责

A3 型题

8. 患者第 2 天需手术，医生提前 1 天告知患者，晚上十点后需要禁食。但是患者晚上由于饥饿吃了香蕉，导致第 2 天的手术无法进行。面对医生的询问，患者无辜地说"我没有吃饭啊，我只是吃了个香蕉。"针对该案例，以下说法正确的是（　　）

　　A. 医师已履行了告知的义务，故不需要承担责任

　　B. 患者理解力太差

　　C. 医师应该使用通俗的语言进行交流

　　D. 患者家属没有履行监督的义务

　　E. 患者在推卸责任

9. 患者，男，68 岁，患胃癌 3 年，晚期已失去了手术治疗价值，生命垂危。家属恳求医生，希望能满足患者心理上的渴求，收治住院。医生出于"人道"将患者破格收入院。究竟该不该收治这个患者，从患者的权利分析，应该收治的理由是（　　）

　　A. 解除疾病痛苦是患者的基本需要

　　B. 患者享有基本的诊治权利

　　C. 患者享有平等生存权和医疗保健权

　　D. 对待各种疾病的患者应一视同仁

　　E. 以上都是

10. 如果患者拒绝治疗，可能会给患者带来严重的危害，在这种情况下，医师可以行使（　　）

　　A. 护理权　　　　　　　　　B. 必要的特殊干涉权　　　　C. 保密义务

　　D. 隔离治疗权　　　　　　　E. 尊重患者决定的义务

二、思考题

患者，女，38 岁，受孕 38 周，因胎膜破裂而住院。经查发现羊水中带有胎粪，胎儿疑似出现窒息状态，向医师建议患者尽快剖宫产。患者及其母亲都犹豫不决，担心剖宫产会给患者的腹部留下伤疤，影响生活。医师耐心、主动地与患者及其母亲进行了沟通，充分告知："患者目前的病情情况，如不尽快手术可能会危及胎儿的生命，也会给患者带来不利的影响。请你们认真考虑作出选择"。看到医师态度诚恳，患者家属才在手术知情同意书上签字。

请思考：

1. 你如何看待医师的做法？

2. 医师的做法是否符合医学伦理学的原则要求？

（傅学红）

书网融合……

本章小结

微课

题库

第四章 医疗人际关系伦理

◎• 学习目标

　　1. 通过本章学习，重点把握医患关系的含义和性质、医患双方的权利与义务、构建和谐医患关系与协调医际关系的伦理要求。

　　2. 学会按照医患关系和医际关系的伦理要求提高自己的职业道德修养；能够构建和谐的医患关系和医际关系；具有维护患者权利，履行医生义务，全心全意为患者服务的意识；具有依法执业的意识。

>> 情境导入

　　情境描述　患者，女，65岁，膝关节软骨磨损导致行走困难，拟进行膝关节置换术，患者术前悲观、焦虑、恐惧，对手术能否成功没有信心。主刀医生张主任来到病房，首先夸赞患者年轻，再通过与患者握手、掰手腕及鼓励患者咳嗽等方式简单评估了患者的心肺功能与治疗承受力，之后又询问患者的心脏、牙齿、妇科等其他疾病，了解治疗禁忌证。患者感到医生很亲切，开始主动询问关于手术的成功概率、人工关节的使用寿命及费用等问题，张主任耐心倾听后，拿出X线片，用通俗易懂的语言耐心地向患者解释了疾病的由来和手术的必要性与预后，简要介绍了手术的副作用与风险发生率，并比较了不同治疗的有效率。最后，患者打消了顾虑，表示信任医师，手术顺利完成。家属还在患者出院后送来锦旗，表示感谢。

　　讨论　1. 医师为什么耐心介绍手术的必要性，简要介绍手术的副作用与风险？

　　　　　　2. 医师向患者介绍不同治疗方案及其有效率的目的是什么？

第一节　医患关系伦理

PPT

一、医患关系的含义和性质

（一）医患关系的含义

　　医患关系是医疗人际关系中最基本、最重要的关系。著名医史学家西格里斯（H. E. sigerist）在其著作中曾这样描述过医患关系："每一种医学活动始终涉及两类当事人：医师和患者；或者更广泛地说，医学团体和社会。医学无非是这两群人之间多方面的关系。"医患关系有狭义和广义之分。狭义的医患关系是指医疗活动中医师和患者之间的相互关系。广义的医患关系，不仅指医师和患者之间的关系，"医"不仅指医师、护士、医技人员还包括医院后勤管理人员；"患"不仅指患者，还包括与患者有关联的亲属、监护人、单位组织等群体。特别是当患者失去或无行为判断能力时（如昏迷患者、精神病患者和儿童），与患者相关的人群往往会代表患者，充当其监护人。所以说，广义的患者群体可以涵盖社会的每个成员。

（二）医患关系的特点

1. 目的的明确性与高度一致性 患者就医目的是恢复健康，医师的目的是治愈疾病，帮助患者恢复健康，双方目的明确一致。

2. 利益满足和社会价值实现的统一性 患者支付医疗费用治疗疾病，期待治愈后恢复产生社会价值的能力，医师的劳动价值和经济利益同时得到满足，实现了个人利益社会价值实现统一。

3. 尊严权利上的平等性和医学知识上的不对称性 医患双方均有被尊重的权利，在尊严面前双方平等，但患方在专业知识方面注定与医师一方呈现出不对等性。

4. 医患冲突或纠纷的易发性 一切引起患方不满意的事件均可称之为纠纷，由于现阶段因素的影响，医患冲突的发生不可避免，只能通过尽量提高自身综合素质和能力逐渐加以改善和预防。

（三）医患关系的性质

医患关系是基于特定的医疗活动而建立的人际关系。这种人际关系以医疗活动为前提，在医疗活动中双方的目的都是为了使患者恢复健康。这种人际关系具有以下两种性质。

1. 信托关系 从伦理角度医患关系是一种信托关系，是医方受患方的信任和委托，保障患方在医疗活动中的健康利益不受损害并有所促进的一种关系。在这种关系中，由于患方的医学知识和能力的缺乏，对医方抱着极大的信任而将患者的生命和健康交托给医方，甚至把自己的隐私披露给医方。因此，这种关系不同于商品关系或陌生人之间的关系，患方的求医行为隐含着对医方的希望和信任，而医方的特殊职业性质和职业荣誉要求其必须接受患方的托付，并以救死扶伤的人道主义精神，尽可能地实现患方的希望和托付，这也是医方的义务和责任。这一属性说明医患关系不同于一般的法律合同关系和纯粹的契约关系，是以医患之间的真诚信任为基础。而不是完全依靠法律的外在约束。在医患关系中患者出于对医务人员的信任，将自己的生命健康托付给医师，并相信医师能完成这种托付；医务人员运用所掌握的医学知识和技术努力维护患者的生命健康，完成患者赋予的信托。医患信托关系建立的基础是双方的信任，医务人员应注意医德修养，不断提升医疗水平，不辜负患者的信任。

2. 契约关系 从法律角度，医患关系是一种契约关系。医疗契约等同于医疗合同，是指作为平等主体的患方与医方之间设立、变更、终止民事权利与义务关系的协议。这种协议的达成包括要约与承诺，患者到医疗机构挂号就医是求诊的要约，而医疗机构收取挂号费且交付挂号单是对患者的承诺，从而医患双方的医疗契约便得以确立。不过，这种契约关系与一般的契约关系不完全相同。如这种契约没有订立一般契约的相关程序和条款，承诺内容与要约内容未必完全一致，而且医方负有更重的义务，如注意义务、忠实义务、披露义务、保密义务以及急危重症时强制的缔约义务等。同时，这种契约对患方没有严格的约束力。因此医患关系具有契约性，但并不是一种严格的契约关系。而是医患双方在相互信任的基础上，形成非法律性的关于各自的责任与利益的约定。

二、医患关系伦理模式的基本类型

美国学者萨斯和荷伦德在 1976 年发表了题为《医患关系的基本模式》的文章中，根据医师和患者的主动性大小将医患关系分为三种基本模式，即主动 – 被动型、指导合作型和共同参与型，现已被医学界广泛接受。

（一）主动 – 被动型

这种模式是一种古老的医患关系模式。在这一模式中，医师主动进行医疗活动，患者被动接受治疗，是一种不平等的医患关系。在现代医学实践中，这种关系主要适用于急诊治疗，例如患者发生严重创伤、昏迷、休克或严重精神病患者等。这种模式与生活中父母与婴儿之间的关系相似。

（二）指导合作型

这种模式是最广泛存在的一种医患关系模式。在这种模式中医患双方在医疗活动中都具有一定程度的主动性，医师仍然具有权威性，起技术指导作用；患者接受医师指导，忠实执行医嘱，配合治疗，并可以对治疗措施提出意见和要求。这种关系适用于能够表达自己主观意志的患者，特别是急性病的患者。这种模式与生活中父母与青少年之间的关系相似。

（三）共同参与型

在这种模式中，医师与患者具有近似同等的权利，患者与医师配合，双方相互尊重，共同参与治疗方案的决定和实施。这种关系适用于有一定教育水平的患者或大多数的慢性病患者，几乎所有的心理治疗也属于这种模式。这种模式与生活中成人与成人之间的关系相似。

三、医患双方的权利和义务

（一）医师的权利

医师在医疗活动中处于主体地位，医师素质的提高对于提高医疗质量具有重要意义，与其对自身权利和义务的自觉意识有直接关系。2021 年 8 月公布的《中华人民共和国医师法》第三章第二十二条对于医师的权利作出了如下规定。

（1）在注册的执业范围内，按照有关规范进行医学诊查、疾病调查、医学处置、出具相应的医学证明文件，选择合理的医疗、预防、保健方案。

（2）获取劳动报酬，享受国家规定的福利待遇，按照规定参加社会保险并享受相应待遇。

（3）获得符合国家规定标准的执业基本条件和职业防护装备。

（4）从事医学教育、研究、学术交流。

（5）参加专业培训，接受继续医学教育。

（6）对所在医疗卫生机构和卫生健康主管部门的工作提出意见和建议，依法参与所在机构的民主管理。

（7）法律、法规规定的其他权利。

医师权利的行使是为了更好地实现救死扶伤的义务，如果偏离了此目的追求个人私利，就是不道德的行为。在特定情况下医师为保证患者自身、他人和社会的利益，可以行使特殊的医疗干涉权。例如精神病患者和自杀未遂等患者，如果拒绝治疗会带来严重后果或不可挽回的损失时，医师有权在认真解释的前提下行使干涉权。当患者了解病情及预后有可能影响治疗过程，甚至对患者造成不良后果时，医师善意隐瞒病情真相是一种保护性医疗措施。

（二）医师的义务

《中华人民共和国医师法》第三章第二十三条同时规定，医师在执业活动中履行下列义务。

（1）树立敬业精神，恪守职业道德，履行医师职责，尽职尽责救治患者，执行疫情防控等公共卫生措施。

（2）遵循临床诊疗指南，遵守临床技术操作规范和医学伦理规范等。

（3）尊重、关心、爱护患者，依法保护患者隐私和个人信息。

（4）努力钻研业务，更新知识，提高医学专业技术能力和水平，提升医疗卫生服务质量。

（5）宣传推广与岗位相适应的健康科普知识，对患者及公众进行健康教育和健康指导。

（6）法律、法规规定的其他义务。

对需要紧急救治的患者，医师应当采取紧急措施进行诊治，不得拒绝急救处置。因抢救生命垂危的患者等紧急情况，不能取得患者或者其近亲属意见的，经医疗机构负责人或者授权的负责人批准，可以立即实施相应的医疗措施。国家鼓励医师积极参与公共交通工具等公共场所急救服务；医师因自愿实施急救造成受助人损害的，不承担民事责任。

（三）患者的权利

患者的权利一般是指患者在患病期间应有的权利和必须保障的利益。患者权利的内容虽然也涉及法律范畴，如隐私的保护和知情同意等，但它不同于法律上的权利，它的实现有一定的社会和医疗卫生背景。参照国际有关规定与我国的国情，患者应享有以下权利。

1. 基本医疗权　医疗权是指法律保障每一位公民都享有生命健康权，当生命健康受到疾病的威胁时，患者有权利获得救治。任何患者都有权享受基本的医疗对待，以恢复自身健康。医师对待患者则应该一视同仁，不应因民族、性别、年龄、职业、地位等因素有所差别。

2. 疾病认知权　患者有权利了解自己患病的性质、严重程度、治疗安排和预后情况。医师应在不损害患者健康利益和不影响治疗效果的前提下，尽可能提供有关疾病的信息。

3. 知情同意权　知情同意权包括知情权和同意权两个方面。知情权是指患者在接受医疗服务时有权知晓自己所患疾病的相关情况做并做出合理决定。医师在不损害患者利益和不影响治疗效果的前提下，应尽量提供有关疾病方面的知识、拟采取的诊治措施和方案、诊断结果、病情预后以及医疗费用等方面的信息。同意权是指在充分知情的基础上，患者对医师的医疗过程做出同意或不同意的表示。患者也有权拒绝一些治疗手段和各种类型的医学试验，不管是否得益。

4. 保护隐私权　医师的职业特点使其有权利了解患者的一些隐私和有关生理、心理的情况。患者有权要求在接受治疗过程中保护自己的隐私不受侵害。

5. 监督权　是指患者有权利在医疗实践过程中监督自己的基本医疗权利是否得到实现。当自己的生命和健康利益受到影响时，患者有权对医疗机构提出批评和意见。

6. 休息与免除社会责任权　疾病使患者承担社会责任和义务的能力降低。经医师诊断，患者有权暂时或长期免除一定的社会责任和义务，有权休息和享受相关福利。

7. 医疗赔偿权　在医疗过程中，因医务人员诊疗护理的过失，使患者健康利益遭受侵犯或人身受到损害，患者有权获得经济补偿或精神赔偿。

（四）患者的义务

患者在享受社会给予的权利的同时，也必须履行对他人、对社会应尽的义务。患者的义务归结如下。

1. 保持和恢复健康的义务　一个人患病后，最大限度承担社会责任和义务的能力就会降低，这将对个人、家庭和社会造成负担，因此患者有义务养成良好的生活习惯，锻炼身体，保持自身健康，减少疾病发生。

2. 配合诊疗的义务　患者患病后要积极配合医务人员的诊治，自觉接受检查，提供病情和相关信息，尊重医务人员的劳动和人格。

3. 遵守医院规章制度的义务　患者在诊治过程中，应自觉遵守医疗卫生机构的各项规章制度，如诊疗制度、探视制度、卫生制度和隔离制度等。同时患者有义务承担诊疗过程中产生的各项费用。

4. 支持医学科学研究的义务　为了提高医学科学水平，寻找战胜疾病的方法，医务人员有时需要对一些疑难性、罕见性疾病进行研究，对新药进行临床试验，对尸体进行解剖，对医学生进行临床教学等，这些都需要患者的配合与支持。但这仅仅是道德义务，并不带有强制性，当患者拒绝履行此义务时，应首先尊重患者的权利。

四、构建和谐医患关系的伦理要求 e微课

（一）医患关系的发展趋势

医患之间原本是没有利益冲突的，但是，受一定的社会因素和医学科学发展的影响，以及医患双方道德水平和客观因素的制约，医患之间仍然存在着矛盾。随着新时期医疗市场化趋势及相关社会保障体系迅速发展，医患关系的内涵比以前任何时期都有所扩大。主要表现在医患关系的技术化、商业化、民主化和法律化。在现代社会，法律规范逐步成为医患关系制约手段。例如维护患者的自主权，"知情同意""保密"等义务，已纳入医疗卫生的相关法律法规当中，这成为了医德的底线。在此基础上，医务人员要坚守防病治病、救死扶伤，全心全意为人民身心健康服务的初心，在实践中不断提升自己的职业道德修养，努力构建和谐的医患关系。

（二）构建和谐医患关系的伦理要求

1. 医患双方应互相尊重　无论医学如何发展，尊重患者是医患沟通最基本的契合点，也是医务人员基本的道德义务。尊重准则要求医务人员尊重患者的信仰、习惯、感情，尽力满足患者的正当要求，不能利用自己的医疗知识和经验歧视患者。当然，患者也必须尊重医务人员的人格与劳动，自尊、自爱，自觉地履行自己的义务，积极配合医师治疗。

2. 医患双方应充分沟通与交流　随着医学科技的发展，大量的仪器设备、新材料介入到医疗活动中，使医患关系产生了物化的趋势，医患之间的沟通与交流减少，医患之间的情感变得淡漠，致使医患之间容易产生误解，甚至发生纠纷。因此，为了防范此类事件，必须加强医务人员语言和非语言的沟通与交流，正确使用沟通技术，注意克服彼此的心理障碍，文化差异等，与患者相互理解，取得患者支持与配合。同时也鼓励患者主动与医生沟通，充分交流，避免产生隔阂。

3. 医患双方应自觉维护对方的权利　随着时代发展和观念的转变，医患双方的权利作为人权的组成部分，已经受到广泛的关注，并且大量的事实也说明医患双方的任何一方不尊重或侵犯对方的权利都是引起医患纠纷的原因之一。因此，要防范医患纠纷和促进医患关系和谐，必须对医务人员和公众普及伦理、法律的基本知识，使其认识到维护患者的权利是医务人员、医疗卫生机构和社会的天职，同样维护医务人员权利也是患者、医疗卫生机构和社会的义务。不过，在处理维护医患双方权利的关系时，要把维护患者的权利放在优先地位，因为医患双方的医学知识能力上存在着事实的不平等，患者存在"求医"心理且处在相对弱势地位，只有维护了患者权利才有利于建立起指导合作或共同参与的信托关系，医务人员的权利才能得到切实维护。同时，还应注意维护患者权利的关键是保证医疗质量和安全，而维护医务人员的权利的关键是尊重其人格和人身安全。

4. 医患双方应自觉履行各自的义务　为防范医患纠纷，促进医患双方的和谐相处，医患双方都必须履行各自的义务。首先，医患双方都要提高认识、端正态度，即认识到履行各自义务有助于保障相应的权利。其次，医患双方还要克服认识或观念上的一些误区，如医患双方在履行各自的义务时，应发自内心认为是必须应尽的职责，而不能认为是约束自由；医务人员要克服长期形成的患者寻求帮助是"求医问药"的观念及由此产生的权威心理和家长作风，从而把义务理解为患者单方应该做的。而患者也要克服以市场经济商品关系来理解医疗卫生机构和医务人员为卖方、把自己理解为买方，并认为只有卖方有义务而买方只有权利等不正确认识。

最后，双方履行各自义务的关键是"尊医爱患"。"尊医"要求患者尊重医务人员的人格尊严、权利和劳动价值，在任何情况下都不能侮辱医务人员，更不能谩骂殴打医务人员；"爱患"要求医务人员不仅要为患者诊治疾病且还要关爱患者，不仅要关爱患者的"病"，更要关爱作为患者的人。

5. 医患双方应正确处理权利与义务的关系 在医患关系中，医患双方既有法律、道德权利，也有法律、道德义务。但是，医患双方都要认识到：法律权利与法律义务是一致的，互为条件的；而道德权利与道德义务未必一致，即履行道德义务时不一定以获得道德权利为前提。如在火车上救治了急危病人的医师不能以获得经济回报为条件。患者的权利与医方的义务通常是一致的，例如：患者有获得诊治的权利，医务人员则有实施诊治的义务；患者有知情同意的权利，医务人员有解释说明的义务；但是，两者有时也会发生冲突，如艾滋病患者有要求医务人员为其保密的权利，而医务人员又担负着疫情报告的义务。如果医务人员仅考虑疫情报告的义务而不考虑病人的意愿和要求，或病人仅考虑个人隐私权的享有而无视公众和社会利益，势必发生冲突。这就要求医务人员在上报疫情时，不得将病人的医密告知其他无关人员，应做好适度的保密工作。然而，患方的义务与医方的权利却不一定一致，如患者有严格按医嘱检查的义务，但如果拒绝某项检查，而此时医务人员却没有实施强制检查的权利。总之，正确认识和处理医患双方权利与义务的关系，有利于维护医患双方的权利和履行各自的义务，从而促进医患双方关系的和谐。

6. 医患双方应加强道德自律并遵守共同的行为道德规范 在医患关系中，双方加强道德自律并遵守共同的道德规范，是防范医患纠纷促进关系和谐的关键。就医务人员而言，首先在医疗卫生保健服务中要重视对患者的情感投入，开展人性化服务，使患者有一种温暖感和信赖感；其次，要认真负责，一丝不苟，提高责任感和事业感；最后，要做到廉洁服务，不接受患者的吃请、馈赠等，塑造医生神圣纯洁、救死扶伤的形象。就患者而言，首先要文明就医，要理解医务人员的辛苦和医疗卫生保健的困难；其次，要尊重医务人员的劳动和人格尊严，不恶语伤人，不做违法之事；最后，要实事求是地对待疾病，冷静客观地对待医务人员。

在上述双方加强道德自律的基础上，双方还要遵守以下共同的道德规范：互相平等和尊重；互相理解和信任；互相关爱和帮助；共同遵守法律法规等。

 素质提升

苍生大医于维汉

克山病以重病区克山县命名，亦称地方性心肌病，该病发病突然，病死率高，病人常在数小时或一两天内死亡。被视作农村里的"瘟神"。如今，谈"克"色变的重病区已有30多年没有急症发生了，这一切的转变，得益于中国工程院院士，心血管病学及地方病学专家于维汉执着地探索和辛勤付出。

自1957年起，于维汉率领医疗队几十年如一日、顶严寒、钻草屋、吃冷饭，走遍了全国所有克山病病区，对1.6万人进行了综合研究，系统地诊治6000多名患者，亲自主持500多例死亡患者的解剖，做了5000多次动物实验。为了改善膳食预防克山病，他挨家挨户送豆腐，送豆浆，人们都叫他"豆腐教授"。令人欣喜的是，于维汉不仅医治了病区患者，还促使当地老百姓改变了饮食结构，从根本上杜绝了克山病和其他地方病的发生。

——他上下求索，使克山病急型治愈率由30%提高到95%，慢型和亚急型5年病死率由90%下降到25%以下。

——他艰难跋涉，提出克山病营养性生物地球化学病因学说，并据此用大豆及其制品预防克山病，使发病率明显降低。

——他潜心钻研，通过分子水平研究进一步证实克山病发病与硒、蛋白质、锰和维生素E等综合因素有关，总结了一整套的诊断、治疗病区划分和预防克山病的办法。

——他呕心沥血，主持起草的《克山病诊断标准》《克山病治疗原则》《克山病病区划定和类型划分》《克山病的监测标准》《克山病基本控制标准》，已作为国家标准实施。

2010年11月17日，于维汉院士病逝，享年88岁。

从医60余年，于维汉院士选择了一条艰苦崎岖的路，他安于清贫，甘于寂寞，不畏艰险，治病救人，协作攻关、不断创新，以实际行动让人们感受到他的仁心大爱，他的执着坚守，他的信念忠诚。是人民爱戴的好医生，是医务工作者和广大科技工作者学习的榜样！

第二节 医务人员之间关系伦理

PPT

一、医务人员之间关系的含义和特点

（一）医际关系的含义

医际关系是指医疗卫生系统内部的医务人员之间所形成的一种人际关系，包括医师之间、医护之间、护士之间、临床医护人员与医技科室人员、行政管理人员及后勤人员之间的多种人际关系。在这种现实的人际关系中。每一种医学角色的工作人员通过各自的工作岗位，共同担负着救死扶伤的神圣职责。

（二）医际关系的特点

1. 协作性 现代医学技术的发展促进了医际关系的多元化发展，复杂的医疗措施需要全体医务工作者的共同努力和多方配合。如一台成功的手术，除了医师，还有护士、麻醉师、化验员、药剂人员等多方人员共同努力才能完成，否则再高明的医师也很难完成。现代医学形成的系统医学观要求全体医务工作者树立密切协作的理念，相互配合，共同完成救治患者的重任。

2. 平等性 在医疗卫生系统中，医学分工不断细化，医、护、技、药等各专业快速发展，各负其责，缺一不可。在他们的工作中只有工作岗位不同，权限职责不同，没有尊卑差异。与平等待患一样，平等对待每一位同事是所有医务工作者都应树立的职业理念。

3. 同一性 无论从事哪一种医学岗位，所有医务人员的职业目的都是一致的，即满足患者的健康需求，也是为了满足医学发展的需求。每一位医务人员都应以防病治病、救死扶伤为道德原则，顾全大局，协调好彼此的矛盾和利益冲突，创造出最佳的诊疗环境，促进医疗服务质量的提升。

4. 竞争性 在医疗实践中，由于医德、医术等方面的差异，各方面的比较是客观存在的。医疗卫生事业的管理也引入了竞争机制，医务人员在相互学习、合作的基础上存在着竞争关系。这种竞争在带来工作压力的同时也有助于医务人员的不断提升和自我完善。

二、协调医务人员之间关系的伦理要求

（一）共同维护患者利益和社会公益

防病治病、救死扶伤、为人民的健康服务是医务人员共同的职责和义务。在诊疗过程中，医务人员应共同维护患者的利益，不能为维护医际关系而损害患者的利益。当患者的个人利益和社会公益发生矛盾时，如稀有卫生资源的分配、传染病患者的隔离等，医务人员应保持一致，首先考虑社会公益，同时使患者利益的损失降到最低程度。

（二）彼此平等，互相尊重

医务人员在工作中虽然岗位不同、分工不同、职责权限不同，但人格是平等的。表现在工作中应尊重别人的意见，不妒贤嫉能，不贬低他人抬高自己。即使存在着不同的看法和见解，也应坚持维护患者的利益。发生医疗差错时，要实事求是，积极查找原因，及时采取补救措施，不能幸灾乐祸，否则其结果只能是恶化医疗人际关系和医患关系。

（三）彼此独立，互相支持

医务人员由于个人经历、文化背景、岗位分工不同，可能会存在差异性。在工作中，应相互尊重彼此职业的独立性，求大同存小异，求同就是在维护患者利益方面要求要一致，存异就是在非原则问题上不追究，采取宽容态度。只有这样，才能处理好医际关系。

（四）彼此信任，互相协作

在医学实践中不论是临床医疗、教学科研还是预防疾病，都需要各个部门的医务人员共同参与和相互协作。这种协作是相互的信任的、相互监督的。不能以某个人为中心，例如当发现医师出现医疗差错、事故时，要及时给予忠告和提醒，对有失医师尊严的行为要勇于批评，同时对别人的忠告、批评和揭发也应抱着虚心的态度认真对待，这样才能达到实质的、持久的协作。

（五）互相学习，共同提高

学习是医务人员的美德。医务人员的年龄、资历、专业经验和技能等都不尽相同，同行之间相互学习、取长补短，既是相互间友善关系的表现，也是高尚医德的体现。自古以来，品德高尚的医者总是积极倡导同道之间相互学习、相互支持，成为一种美德流传后世。

目标检测

答案解析

一、最佳选择题

A1 型题

1. 患者的权利不包括（　　）

    A. 享有合理限度的医疗自由
    B. 知情权和同意
    C. 患者享有随时要求医生开假条休息的权利
    D. 隐私权
    E. 对医疗行为的监督

2. 关于医患关系的性质中错误的是（　　）

    A. 信托关系
    B. 契约关系
    C. 平等关系
    D. 对立关系
    E. 帮助与被帮助的特殊人际关系

3. 近年来医患关系紧张的最直接原因是（　　）

    A. 医患双方自身全面认知的不足
    B. 经济发展转轨和社会转型造成的利益格局调整，以及新旧观念的碰撞
    C. 现代医学模式的转变
    D. 医学事业的进步与发展
    E. 患者对疾病认知程度的提高

4.（　）是指患者有权利知晓自己的病情，并可以对医师提供的治疗方案决定是否予以采纳。

　　A. 平等的医疗权　　　　　　　　　　　B. 医疗监督权

　　C. 隐私保护权　　　　　　　　　　　　D. 知情同意权

　　E. 免除一定的社会责任权

5. 在指导合作型医患关系中，医生的地位应该是（　）

　　A. 告诉患者做什么　　　　　　　　　　B. 帮助患者做什么

　　C. 指导患者做什么　　　　　　　　　　D. 为患者做什么

　　E. 指导护士做什么

A3 型题

6. 某医师为不得罪同事，将患者严格区分为"你的"和"我的"，对其他医师所负责的患者一概不闻不问，即使同事出现了严重的失误也是如此。这种做法违反了哪一条正确处理医务人员之间关系的道德原则（　）

　　A. 共同维护患者利益和社会公益　　　　B. 彼此平等，互相尊重

　　C. 彼此信任，互相协作和监督　　　　　D. 彼此独立，互相支持和帮助

　　E. 互相学习，共同提高

7. 某患儿，男，4岁，感冒、发热、咳嗽，到某医院儿科就诊，见到医生哭闹不停，拒绝检查。医生在听完其家长陈述病情后，知道孩子有哮喘病史，准备为其检查身体，但患儿看见医生触摸便紧张害怕，哭闹得更严重了。此时医生的正确做法是（　）

　　A. 不顾其哭闹，强行检查

　　B. 给患儿讲解疾病情况，进行医患信息沟通

　　C. 以患者多为由，拒绝为其继续诊断治疗

　　D. 斥责孩子，给其讲就医的道理，进行医患观念沟通

　　E. 关心、安慰孩子，消除孩子的恐惧心理，更多地进行医患情感沟通

8. 患者，女，未婚，发现右侧乳房有肿块。经医生检查判断后拟进行手术治疗，但患者十分担心手术后会影响以后的生活质量。经过医生积极的解释，患者消除了心理负担并要求保密。手术顺利完成，患者很满意。这体现了患者的（　）

　　A. 基本医疗权　　　　　　　　　　　　B. 知情同意权

　　C. 疾病认知权　　　　　　　　　　　　D. 保护隐私权

　　E. 以上均是

9. 王医生是医院妇产科专门负责接生的医师，由于她医术很好，来院生产的大多数产妇都希望她帮助接生。同时，为求得对方"尽心尽职"和产后对其技术感到满意，多数产妇和家属都会在之前或之后为她送上一份数百元不等的红包。以下说法不正确的是（　）

　　A. 医师收受红包违背了医学道德规范

　　B. 不利于建立良好的医患关系

　　C. 医师为患者尽义务应是无条件的

　　D. 这种做法败坏了医务人员崇高天使的形象

　　E. 有利于激励医师以更精湛的医术为患者服务

10. 一位农民工的子女因感冒引起肺炎，花掉了一千多元医药费，影响了当月的生活，于是对医院非常不满。这里影响医患关系的主要因素是（　）

　　A. 医务人员的服务态度　　　　　　　　B. 社会经济因素

C. 患者的因素   D. 医者的医学观念

E. 医院的管理

二、思考题

患者，男，87岁，一次意外摔倒导致股骨颈骨折拟行人工股骨头置换术。就技术而言，人工股骨头置换术并不是难度特大的手术，该院已有数十例手术成功的经验，完成这样一例手术应该没有问题。但是，术前检查显示：患者有心肌缺血、房室交界性期前收缩；混合性通气功能障碍；内科会诊诊断为肺源性心脏病、心功能不全、慢性支气管炎并肺部感染、右上肺结核。经过讨论，医生认为老人术中麻醉风险极大，而且面对日益增加的医疗纠纷，医生亦心存顾虑。然而，疾病的折磨使老人痛不欲生，曾先后3次在病床上自缢，都被家属和同房的病友发现，家属心如刀绞。最后，患者亲属经协商决定，为了使医生解除后顾之忧，为亲人解除痛苦，患者的儿子和医院的医务人员一起到公证处办理了公证手续。随后，医院进行了反复的研究、论证，制订了周密的麻醉和手术方案，顺利地完成了手术。

问题：

（1）医患关系的真正含义是什么？

（2）结合本案例，请说说和谐的医患关系最终要达到什么目标？

（马　莉）

书网融合……

本章小结   微课   题库

第五章　临床诊疗伦理

◉ 学习目标

　　1. 通过本章的学习，重点把握临床诊疗的伦理原则；诊断、问诊、体格检查、辅助检查、治疗、临床用药、手术治疗、心理治疗、康复治疗、临床急救的伦理要求；临床诊疗的基本特点；临床治疗伦理决策的含义及原则。

　　2. 学会综合运用临床诊疗基本伦理观点分析现实问题；能运用以患者为中心、最优化、知情同意、保密守信原则开展诊疗工作。具有尊重患者选择权和敬畏生命的意识；树立"以人为本"的理念；在临床工作中具备一定的沟通能力，能帮助患者分析各种检查、治疗的利弊，帮助患者作出合适的选择。

　　临床诊疗伦理是指医务人员在临床诊疗活动中处理医患等人际关系以及作出诊疗决策时应该遵循的伦理原则与行为规范的总和。临床诊疗伦理包括临床诊疗的伦理原则和规范，这些原则和规范既体现了医学伦理学的基本原则、基本规范的精神，又是临床诊疗特点的要求。

▶▶ 情境导入

　　情境描述　某孕妇因胎儿位置不正，需要剖宫产，孕妇本人已签署知情同意书。但同意书中的"术中、术后大出血""术后伤口感染""术后3年内不能再孕"等内容令其丈夫非常吃惊，还要回答如手术发生意外，是保大人还是婴儿，并被告知你不签字，医师不能动手术。虽然手术顺利，但孕妇家属仍承受了不小的心理压力。医师在向患者及其家属告知病情时，应考虑患者的心理承受能力并要顾及家属的心理变化，避免患方感觉像在签"生死状"。

　　讨论：1. 医院知情同意书中是否能够出现"医院概不负责"或"医院不承担任何责任"的内容？

　　　　　　2. 如何解决知情同意书签署过程中的信息不对称问题？

　　　　　　3. 本案例在医患沟通方面带给我们的启示是什么？

PPT

第一节　临床诊疗的伦理原则 🅔微课

　　临床诊疗活动是临床工作的重要内容，只有实现诊疗技术与医学伦理的统一，才能达到较好的诊疗效果。临床实践证明，只有德技双馨的医务人员才会受到患者的尊重和信任。因此，临床医务人员在遵循医学伦理基本原则的同时，还要了解和遵守临床诊疗方面的伦理原则和要求。

一、患者至上原则

　　患者至上原则是指医务人员在诊疗过程中应始终以患者为中心，把患者的利益放在首位。为此，医务人员要在新的医学模式指导下，力争尽快对患者的疾病作出诊断、进行治疗。并适时认真对患者的要求和疾病变化作出反应，以达到尽快康复的目的。要实现上述目标，医务人员应从以下方面做出努力。

　　1. 树立人本理念　以系统原理和整体原理为指导，强调患者身体、心理、社会的整体协调状态。

医疗服务过程中以患者需求为导向，为其提供优质医疗卫生服务，提高患者满意度。

2. 尊重患者选择权　尊重患者选择权既是现代生物—生理—社会医学模式的必然要求和具体体现，也是医学人道主义基本原则的必然要求和具体体现。尊重原则是保障患者根本权益的前提基础，也是建立和谐医患关系的必然要求。

3. 平等对待患者　人人享有医疗保健的权利，在医学面前人人平等是人道主义追求的理想。医务人员必须平等对待患者，对患者一视同仁，尤其是精神疾病患者、残疾患者等弱势群体，需给予更多的同情和关心。

4. 坚持首诊负责制　指第一位接诊医师（首诊医师）对其所接诊患者，特别是对危、急、重患者的检查、诊断、治疗、会诊、转诊、转科、转院、病情告知等医疗工作负责到底的制度。需请上级医师及他科会诊时，由首诊医师负责联系。

二、最优化原则

最优化原则是指在选择诊疗方案时坚持以最小的代价获得最大效果的决策。医务人员在选择诊疗方案时，在当时的医学科学发展水平和客观条件下，采取的诊疗措施应使患者的痛苦最小、耗费最少、效果最好、安全度最高。从而达到最佳的诊疗效果。这要求医务人员在诊疗过程中要具有精湛的诊疗技术、良好的临床思维能力和全心全意为人民健康服务的医学道德思想。

1. 安全无害　无论是诊疗动机还是结果，医务人员的医疗行为均应避免对患者造成伤害。安全无害的真正意义不在于消除任何医疗伤害，而在于培养对患者高度负责、保护患者健康和生命的医学伦理理念和作风。

2. 疗效最佳　医务人员应依据医学专业知识和患者实际情况，在众多诊疗备选方案中进行成本效果分析，选择能够达到最佳疗效的备选方案。

3. 痛苦最小　积极评估各项医疗活动对患者可能造成的伤害，进行危害与利益分析将诊疗过程中给患者带来的负面感受降至最低。

4. 耗费最低　在确保诊疗效果的前提下，医务人员选择和实施诊疗方案时尽可能选用代价最小且效果最佳的备选方案，降低患者的医疗费用。

三、知情同意原则

1. 知情同意的内涵　指医师在作出诊治方案后，必须向患者提供诊断结论、治疗决策、病情预后以及诊治费用等方面真实、充分的信息，尤其是诊疗方案的性质、作用、依据、损伤风险、不可预测的意外以及其他可供选择的诊疗方案及其利弊等，使患者或亲属深思熟虑后自主地作出选择，并以相应方式表达其接受或者拒绝此种诊疗方案的意见和承诺。对于一些特殊检查，特殊治疗和手术，还要以患者或患者家属签字为据。在得到知情同意和选择的前提下，医务人员再对患者实施诊疗的具体措施。如果患者选择有误，医务人员有履行指导的责任。如果不经患者知情同意而一意孤行地进行诊疗，是侵犯患者自主权的行为。

2. 知情同意的伦理条件　知情同意应具备或符合严格的伦理学条件，包括医生完全是为了患者利益；有自主能力的患者有知情的自愿要求；医生应提供有关病情的足够信息，以便患者做出决定；医生对病情及诊疗方案需作充分必要的说明和解释。

3. 知情同意的伦理特征　义务性、意向性和自愿性是医学伦理研究中和临床诊疗中知情同意的共有特征，是知情同意的实践和对知情同意进行伦理分析的基本立足点。

四、保密守信原则

保密守信是指医务人员在对患者疾病诊疗的过程中及以后要保守患者的秘密和隐私并遵守诚信的伦理原则。

1. 保守患者秘密 对患者的病史、各种特殊检查和化验的报告、疾病的诊断名称、治疗方法以及患者不愿向外泄露的其他隐私等医务人员要保密而不能随意传播，即为患者保密。

2. 对患者保守秘密 对不宜透露给患者的不良诊断和预后等信息以及发生在其他患者身上的医护差错事故要保密，免得给患者带来恶性刺激或挫伤患者的治疗信心等。

3. 诚实守信 是医务人员应该遵守的重要伦理要求，医务人员应该尊重患者的尊严和权利，做到医心诚、守信用，尽心尽力做好对患者的诊疗，绝不能背信弃义。坚决反对诊疗护理过程中违反诚实守信原则、伪造或扭曲诊断结果、无法做到如实反映病情及实验室检查结果等弄虚作假行为。

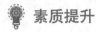 素质提升

治病救人是永恒的职责

"我爱人当时伤势很重，住院才几天就有个患者从大理宾川来找他，我看他躺在病床上奄奄一息，自身性命都已经难保了，就想请患者离开。"退休教师张子云含着泪花坐在客厅里回忆她的爱人在生命垂危之际还为患者看病的情景："当时，他已经不会说话了，但还是示意我让患者留下来，并以顽强的毅力忍着疼痛躺在病床上为那个患者看了病，开了方子。患者满意地走了，他却疼得出了一身的汗。"容不得更多的回忆，张子云老师已经哽咽了。

张老师的爱人叫杨正勤，今年58岁了，是凤庆县中医医院创办人之一，现在凤庆县中医医院专家门诊坐诊。四年来，他身负八级伤残仍坚持为患者看病的事迹深深感动着患者和他周围的党员干部群众。2010年3月23日，杨医生在出诊途中遭遇交通事故受重伤而住院，但患者不知道，仍从四面八方来找他，有的患者更是找到了他的病床前。家人和为他治疗的医生都劝他多休息，然而，只要他知道有患者去找他，都会强忍着疼痛为他们服务。虽然全身多处骨折动弹不得，但他还是躺在病床上为40多名前去找他的患者看病、开药。杨医生说："躺在病床上，就更加能体会受疾病折磨的痛苦，不帮他们看，除了身体上的疼痛，我还得承受心理上的负担。"

第二节 临床诊断伦理

PPT

一、诊断的基本伦理要求

疾病的诊断是医生通过采集病史、体格检查以及各种辅助检查措施收集患者的病情资料，然后将资料进行整理、分析和归纳，从而做出概括性判断的过程。在诊断的过程中需要遵守诊断伦理准则。

（一）及时诊断

疾病是一个动态发展的过程，早确诊才能早治疗，才能取得事半功倍的效果。例如对于乳腺癌等肿瘤患者早期发现和中晚期发现的治疗方案是不同的，对患者的身心影响也不同；脑梗患者的早期治疗和进展期的治疗方案不同，预后也不一样。这就要求医务人员对患者富有同情心和同理心，运用丰富扎实的临床技能尽早、尽快地对患者疾病做出分析判断。

（二）准确诊断

1. 科学的诊断态度　要求医务人员积极充分地利用现有条件，严肃认真地做出符合病情的实际判断。诊断是为治疗服务，有时诊断和治疗过程是密不可分的。有疾病复杂，医生不能立即得出诊断，还需要观察或相应的检查才能得出诊断，甚至在治疗的过程中还需要修改初始诊断。因此在诊疗活动中要辩证地对待诊断。

2. 符合诊疗规范　医务人员要按照诊疗规范，从询问病史、体格检查等最基本的诊断方法入手，根据病情需要采用检验、影像等辅助检查手段，综合分析和判断，不断提高诊断疾病的准确率。

二、问诊的伦理要求

（一）问诊的重要性

问诊是医师通过对患者或相关人员的系统询问获取病史资料，经过综合分析而做出临床判断的一种诊疗方法。问诊是病史采集的主要手段。病史的完整性和准确性对疾病的诊断和处理有很大的影响。解决患者诊断问题的大多数线索和依据都来自病史采集所获取的资料。其重要性还在于通过正确的方法和良好的问诊技巧建立良好医患关系。

（二）问诊的伦理要求

1. 举止端庄，态度热情　全面病史资料的获取需要建立在良好医患沟通的基础上，沟通过程中医生的行为举止及语气态度都会影响交流效果。营造有利于交流的沟通环境，缓解患者因就诊导致的紧张心理，更有利于患者倾诉与疾病相关的隐私信息。相反，刻板式问答交流、态度冷淡傲慢、举止不端庄都会导致无法获取全面病史资料，从而影响诊断结果。

2. 全神贯注，语言得当　询问病史时，医师应采用通俗易懂的交流方式，全神贯注倾听患者陈述，进而获得全面的病史资料。避免难以理解的专业性术语、冷淡粗鲁的语气语言、模棱两可的不确定性因素，以免增加患者的抵触情绪或心理负担，引发不必要的医患纠纷。

3. 耐心倾听，正确引导　医生要耐心地倾听患者的主诉，不要轻易打断患者的陈述或显得不耐烦，要耐心倾听并随时回应以示领悟。有些主诉似乎是生活经历，但可能对分析患者疾病的社会背景有利；有些倾诉对患者而言是一种宣泄或抒发，通过宣泄或抒发既使患者感到心里痛快，也有利于找到疾病的根源和治疗。但是询问病史的时间有限，如果患者的述说离题太远或患者不善于表达自己的病情，医生应巧妙地引导患者转到关于疾病的陈述上来。询问与疾病有关的隐私时，要阐明本次询问的目的及意义，并保证能够为患者保密。

三、体格检查伦理

（一）体格检查概述

体格检查是医务人员运用自己的感官和简便的诊断工具，对患者的身体状况进行检查的方法。中医体格检查主要通过望、闻、问、切，西医主要通过视、触、叩、听等进行体格检查，是确诊的重要手段。

（二）体格检查的伦理要求

1. 全面系统，认真细致　医生在体格检查过程中，按照一定的顺序进行系统检查，不遗漏部位和内容，不放过任何疑点，尤其是重点部位。避免因主观片面、丢三落四、草率从事导致的漏诊或误诊。

2. 关心体贴，减少痛苦　患者疾病缠身，心烦体虚，焦虑恐惧，需要医生关心体贴，减少痛苦。医生的检查动作要敏捷、手法要轻柔，敏感部位用语言转移患者的注意力，避免长时间检查一个部位和让患者频繁地改变体位,更不能我行我素、动作粗暴,以免增加患者的痛苦。

3. 尊重患者,心正无私 在体格检查时要注意力集中,根据专业的界限依次暴露和检查一定的部位,对隐私部位检查时保持检查空间的私密性,维护患者的尊严。男性医务人员在检查女性患者的隐私部位时,在保持检查空间私密性的同时还要有女性医务工作者在场,以防止发生不必要的误解;为畸形患者检查时态度要庄重,不允许有歧视的表情或语言。遇不合作或拒绝检查的患者,不要勉强,待做好工作再查或容易检查的先查。

四、辅助检查伦理

(一)辅助检查的意义

辅助检查包括实验室检查和特殊检查,常常借助于仪器、设备、检验等手段获得详细的疾病信息,能够使医务人员更深入、更细致、更准确地认识疾病,为疾病的诊断提供重要依据,特别是一些疾病如癌症的早期,在没有明显症状和体征时,辅助检查可有助于及早诊断和治疗。

(二)辅助检查的伦理要求

辅助检查医生应遵循的伦理要求如下。

1. 综合考虑确定检查项目,目的纯正 辅助检查要根据患者的诊疗需要、患者耐药性、患者支付费用的能力综合考虑确定检查项目。辅助检查要从患者所患疾病诊查的实际出发,简单检查能解决问题,就不得做复杂而危险的检查;少数几项检查能得出结论的,就不要做更多的检查。因怕麻烦,图省事,需要的检查项目不做是一种失职行为。而于经济效益的驱动而进行"大撒网"式或不必要的过度检查,或为了满足医生的某种需要而又未征得患者的同意进行与疾病无关的检查,都是不道德的。

2. 患者知情同意,医生尽职尽责 医生确定了辅助检查的项目后,一定要向患者和家属讲清楚检查的目的和意义,让其理解并表示同意后再行检查;特别是一些比较复杂、费用比较昂贵或危险较大的检查,更应得到患者的理解和同意。

3. 综合分析检查结果 切忌用片面性辅助检查的手段帮助医务人员更深入、细致、准确地分析疾病,从而为疾病的诊断提供重要依据,特别是没有明显症状和体征的疾病早期。但任何辅助检查都受到种种条件的严格限制,而且检查结果所反映的仅是局部表现或瞬间状态。因此,为了避免辅助检查结果的局限性,就要将辅助检查结果与病史、体格检查资料一起综合分析才能做出正确的诊断。不与病史、体格检查资料联系进行综合分析容易造成诊断错误。总之,如果片面夸大辅助检查在诊断中的价值,就会发生诊断的错误。

医技人员应遵循的伦理要求如下。

1. 严谨求精,防止错误 医技人员对待辅助检查要严肃认真、细致准确、实事求是、一丝不苟,以免差错事故的发生。医技人员在任何一个环节上的不严谨都会影响检查结果的可靠性,从而带来轻重不等的恶果。轻者重复检查增加工作量和患者痛苦,重者会危及患者的生命。

2. 及时准确,尊重患者 辅助检查分别在不同的医技科室或检查科室的特殊环境中进行,这对医务人员的医德品德提出了严格的要求,尤其是对异性患者的检查,医务人员要自尊自爱,严格执行操作规程进行检查,同时注意保护患者的隐私部位,不得随意增加检查项目和扩大检查范围。对患者的检查结果只能告知患者或家属,不得外泄。

3. 精心管理,保证安全 在检查的过程中医务人员要保护和提醒患者相关注意事项,如影像检查前医务人员主动告知辐射对健康的影响,对受检者进行防护措施,对受检者敏感器官和组织进行屏蔽防护。有些检查项目会使患者感到不适,医务人员要做到操作娴熟、动作轻柔,尽量减轻患者的痛苦,如内镜检查等。

4. 积极进取，加强协作　医技人员应利用自身专业特长独立、主动展开工作，并在自己的专业领域精益求精、不断进取。临床医生与医技人员的目标是一致的，在辅助检查中两者是直接相连的，因此双方既要承认对方工作的相对独立性和重要性，又要相互协作、共同完成对患者的诊断任务。临床医生要注意将辅助检查的结果同病史、体格检查资料综合分析，防止片面夸大辅助检查在诊断中的作用。

第三节　临床治疗伦理

PPT

一、治疗的基本伦理要求

（一）尊重患者的自主选择权

1. 认真落实知情同意　知情是患者做出自主决定的基础，而同意则是患者自主决定权利的体现。医务人员应该充分告知患者治疗的方法，向患者详细解释病情，目前有哪些治疗方案可以选择，帮助其分析各种治疗方案的利弊，提出医务人员自己认为的最佳治疗方案，再告诉患者注意事项及如何配合治疗等。当医务人员的最佳方案遭到自主选择能力正常的患者或家属拒绝时，则应搞清楚其拒绝的真实理由，然后有针对性地做解释工作。如果医务人员与患者沟通无效，应尊重患者选择，同时做好详细完整的病案资料。

2. 充分体现尊重患者　当患者的自主选择与医务人员的决策一致时，患者能积极配合治疗。当医患的决策不一致时，患者本人和家属的意见都应考虑。在患者具有选择能力，患者和家属的意见不一致时，侧重考虑患者的意见；在患者本人不具有或丧失决策力时，则将决策权转移给家属。

（二）选择科学有效的治疗方法

1. 运用科学的治疗手段　所谓科学的治疗手段，就是经过科学论证并大量应用于临床有客观疗效的手段。科学的治疗手段能否取得较好的疗效，还取决于医务人员对它的认知和运用，因此，医务人员还应该努力提高自身业务素质，掌握医学科学手段。

2. 认真负责地实施治疗　要取得最佳的治疗效果，不仅在于治疗手段的选择，还在于医务人员能认真实施这些治疗方法。医务人员只有抱着对患者全面负责，对操作一丝不苟的态度，严格遵守规章制度和操作常规才能使技术精益求精，达到满意的治疗效果。

（三）选择最优治疗方案

1. 客观、科学地确定治疗目标　医务人员在与患者充分沟通，掌握患者的病情、心理、社会状况后，与患者共同制订一个恰当的治疗目标。治疗目标要接地气，必须与患者的病情和需求相吻合。治疗目标是多种多样的，一般包括康复、缓解症状、恢复功能、抢救生命等，医患共同参与型的合作模式有利于治疗目标的实现。

2. 从患者的角度选择治疗方案　选择了恰当的治疗目标后，就需要医务人员在各种治疗方法中，从患者的角度选择痛苦小、费用低、疗效快的治疗方法。医务人员需要不断提升自我修养，杜绝外界的干扰，能始终从患者的角度出发，为患者作出最佳选择。

二、临床用药伦理

（一）药物治疗的特点

用药是医务人员治疗疾病的重要手段之一，医生通过对因、对症用药，能控制疾病的发生和发展，缓解症状、减轻痛苦、调整功能与恢复健康，每一种药物都具有其物理、化学特性和对人体产生一定生理效应的特性。这种特性具有两重性，既有利于医疗目的所需的药理作用，也有不利于医疗目的的不良反应（毒、副、致畸作用）。只有与医疗目的相一致的用药才是符合伦理要求的。

（二）临床用药的伦理要求

医生应遵循的临床用药伦理要求如下。

1. 对症下药，剂量安全　对症下药是医生根据临床诊断选择相适应的药物进行治疗。对症下药应建立在明确诊断结果的基础上，考虑药物的适用证、禁忌证后选择标本兼治的药物，才会收到理想的效果。

严格遵循用药指征。医生在用药前，应先明确疾病的诊断和药物的功效、适应证、禁忌证，然后再选择药物。滥用药物可能引起患者病源性疾病，或产生对药物的依赖。如有某些发热和疼痛的患者，在未诊断明确以前，轻易使用解热镇痛药，不仅不能消除病因，还可能破坏机体的抵抗能力，掩盖疾病的主要症状，给诊断造成困难而耽误病情，导致不良后果。临床上无指征滥用激素、抗生素、镇痛药、维生素和补药的现象较为常见。导致滥用药物的原因有来自社会方面的，也有来自患者方面的，但更多的、更主要的是来自医务人员方面的原因。因此，用药时，医务人员要严格把关，严格掌握用药指征，避免使用与治疗目的不一致的药物，避免不合常规地超量使用药物。

除了掌握用药指征外，还要剂量适宜。剂量适宜是指医生在对症下药的前提下，要因人而异地掌握用药剂量。医生要具体了解患者的年龄、体重、体质、重要脏器的功能状况、用药史等各种情况。要严格掌握药物的安全剂量和机体对药物的耐受力，依据病种和病情差异、患者的体质、性别、年龄等个性差异，有针对地灵活用药，合理调整剂量。既要防止体内药量不足，又要防止不合常规的超量用药。如果盲目追求高效与速效，滥用大剂量，不考虑机体的耐受力就可能导致中毒或药源性疾病的发生，给患者带来不幸。

2. 合理配伍，细致观察　在临床药物治疗中，合理地联合用药能延长和增加疗效，降低单种药物的剂量，可以克服和抵抗一些药物的不良反应，延缓药物耐药性的发生，使药物发挥最大的疗效。但如果配伍不当，滥用联合用药则会影响药物的稳定性。由于药物间的拮抗作用，不仅近期给患者带来损害，而且由于耐药性的发生，或其他不良反应的加大，也会给患者以后的治疗造成障碍。国内、外资料显示，联合用药的种类越多，不良反应发生率和病死率也越高。要做到合理配伍，首先要了解药物的配伍禁忌，其次要限制联合用药的种类。临床上有些医生盲目采用"多头堵""大包围"的用药战术，或为追求较高的经济效益而过度医疗，乱开大处方，这是不符合用药道德要求的。在用药过程中，不论是联合用药还是单独用药都要保证用药安全，了解药物的疗效和是否有毒副作用发生，并随着病情的变化而调整药物的种类、剂量，以取得较好的治疗效果，防止药源性疾病的发生。

3. 节约费用，公正分配　在使用药物治疗时，医生应在确保疗效的基础上，尽量节省患者的费用，能用廉价药物的就不用稀有贵重药物。在基本用药、常用药、国内生产的药物能达到疗效时，就不要用非基本用药、稀有药、进口药；少量药能解决问题，能满足治疗需要的，就不要用多种药。不要开不必要的大处方，更不要开"人情方""搭车方"等。不开与治疗无关的药，以免造成浪费。我国人口众多，资源有限，慎重用药，节约医药费用，既可以减轻患者的经济负担，又可以节省卫生资源，既符合患者、家属利益，又符合社会公益。

药学技术人员应遵循的临床用药伦理要求如下。

1. 审方认真，调配迅速，坚持查对　药学技术人员应对接收到的处方认真审查，如发现开具药品有误或短缺，需耐心向患者解释说明并与医生沟通，药学技术人员不得擅自更改处方。调配好的药物需由药学技术人员查对后方可发放至患者，避免发生差错事故。

2. 操作正规，称量准确，质量达标　药学技术人员在制作药剂过程中不能将就凑合，更不能掺杂使假。医院自配药剂需符合《中华人民共和国药典》的有关规定，在制作过程中做到操作正规，称量准确，质量达标，以保证药物治疗的有效性、安全性。

3. 忠于职守，严格管理，廉洁奉公 药剂工作与患者的康复、生命息息相关，为此要坚决杜绝假劣药进库；对进库药品经常清查，防止霉烂、变质和虫蛀鼠咬；对临期药品要及时处理；对毒麻药品要规范使用。另外，药学技术人员应杜绝私心杂念，以患者的健康利益为重，做到廉洁自律。

三、手术治疗伦理

（一）手术治疗的特点

手术是外科的主要治疗方法，目的是医治或诊断疾病。与一般诊治不同，手术对患者具有一定的损伤性、技术的复杂性以及治疗过程和结果的风险性等特征。患者接受手术治疗，往往是处于疾病威胁情境中迫不得已的选择，因此会存在情绪上的焦虑和紧张。这些客观和主观的种种因素，决定了在选择手术时会遇到更具体的伦理问题，需要进行更详细的术前指导。手术过程中医务人员应遵循术前、术中和术后的伦理要求。

（二）手术治疗的伦理要求

1. 术前的伦理要求

（1）严格掌握指征，手术动机纯正 通过询问既往病史、严格体格检查做出术前诊断，明确手术治疗是否为最理想的治疗方案。违背患者根本利益及伦理要求的做法，例如不按照手术适应证、尝试性诊疗、抱有锻炼技术的动机，都是应该予以摒弃的。同时确有手术必要时，应遵循以下原则确定手术医生：一是不抢手术，不能以提高个人技术水平为目的，强行进行不该做的手术，或没有能力做的手术；二是不垄断手术，不得以经济因素、名利地位为目的或以确保手术质量为借口，垄断手术。

（2）患者或患者家属知情同意 医务人员在术前要向患者家属阐明目前的病情状况、手术方案及可能出现的术后并发症，由患者或家属签署知情同意书后实施手术。同时积极关注患者的心理情绪变化并做好心理疏导工作，缓解患者的不安、焦虑，努力使患者的身体、心理都达到最佳状态。

（3）认真做好术前准备，为手术顺利进行创造条件 严格落实术前讨论制度，充分评估手术的有利因素及不利因素、可能发生的并发症等，基于此制订安全可靠的手术方案与相应的应急措施准备。将术中手术事项详细向患者或家属交代并做好解释、安慰及心理疏导工作。

2. 术中的伦理要求

（1）关心患者，体贴入微 刚进入手术室时，患者时常伴有恐惧、不安的心理。医务人员应贯彻以人为本的服务理念，关心、体贴、安抚患者，最大程度缓解其焦虑心理，保障手术的顺利实施。

（2）态度严肃，作风严谨 手术是由若干复杂操作组成的系统过程，医务人员应保持手术全程态度严肃、全神贯注、认真查对。手术治疗具有一定的损伤性，即任何手术都是切除病灶和损伤某些正常组织同时存在，都会给病人带来痛苦。因此，手术方案的设计应当是最优化的，既要考虑尽量减少损伤，又要考虑近期与远期效果。

（3）精诚团结，密切协作 参与手术的临床医生、麻醉师、护士都应以患者利益为重，服从手术的全局需要，精诚团结，确保手术质量。同时，手术过程中还需与家属密切联系、相互协作，手术过程中发生扩大手术范围或更改手术方案等情况时能够及时与患者家属沟通并签署知情同意书，降低术后发生医患纠纷的可能性。

3. 术后的伦理要求

（1）严密观察，勤于护理 术后的观察和治疗是手术成功的重要内容，患者许多重要的病情变化，严重并发症的出现，往往是在手术之后，术后患者的出血、血栓、局部积液、感染化脓等的及时发现、妥善处理是保证手术成功、患者痊愈的重要条件，个别医生只注重手术室、手术台上的工作，不严格执行术后相关要求的做法是不符合医学伦理要求的。

（2）减轻痛苦，加速康复　术后伤口疼痛和活动受限导致患者较为痛苦，同时还容易造成心理上的焦虑、忧郁。因此，医务人员应及时镇痛，帮助患者及早活动并做好心理护理，以便促进患者尽早康复。无视患者痛苦或将护理工作完全推给家属去做是不负责任的失职行为。

四、心理治疗与康复治疗的伦理要求

（一）心理治疗的伦理要求

心理治疗又称精神治疗，是用心理学理论和技术治疗患者的情绪障碍及矫正行为的方法。心理治疗不但是心理性疾病的主要疗法，而且也是躯体疾病综合治疗中的一种辅助治疗。它适应了新的医学模式要求，有助于患者的整体康复。在实施心理治疗时也应该遵守相应的医学道德要求。在心理治疗过程中，对治疗师的伦理要求如下。

1. 要掌握和运用心理治疗的知识、技巧去开导患者　在自己专业能力范围内，心理医生应根据自己所接受的教育、培训和督导的经历和工作经验，为不同人群提供适宜而有效的专业服务。首先，从事心理咨询和治疗工作，需要掌握和运用心理诊治的知识、技巧去开导患者。对于任何一个来访患者，心理医生都必须采用规范、恰当、系统的程序和方法，并严格按照这些程序和方法开展工作。只有这样，才能通过规范作业来避免出现临床伦理问题。心理诊治有自身独特的知识体系和治疗技巧。只有掌握了心理诊治的知识，才能在与患者的交谈中了解心理疾病的发生、发展机制，从而做出正确的诊断。只有掌握了心理治疗的技巧，才能在诊断的基础上，有针对性地进行相应的治疗，并取得较好的效果。心理咨询和诊治是一种情绪劳动，个人内在的环境很容易受到来访者的情绪感染和干扰。当意识到个人的生理或心理可能受到了患者的影响并对患者造成伤害时，应该寻求督导或其他专业人员的帮助，警惕自己的问题对服务对象造成伤害的可能性。必要时应限制、中断或终止临床专业服务。此外，心理学专业还要求心理医生必须认真考虑并严格遵守心理诊治谈话的时间要求。

2. 要有同情、帮助患者的诚意　在心理咨询和诊疗过程中，需要直接面对来访者。在这样的工作沟通中，诚意显得尤为重要。需要对心理咨询和诊疗本身的真诚。在工作中，需要介绍自己的情况时，心理医生应实事求是地说明自己的专业资历、学位、专业资格证书等情况。在需要进行广告宣传或描述其服务内容时，应以确切的方式表述其专业资格，不得以虚假、误导、欺瞒的方式对自己或自己的工作部门进行宣传，更不能进行诈骗。当来访者不再需要治疗，或者治疗对来访者不再有利或可能造成伤害时，心理医生有责任结束治疗。心理医师认为自己已不适合对某个寻求专业服务者进行工作时，应向对方明确说明，并本着为对方负责的态度将其转介给另一位合适的心理咨询师或医师。当来访的患者需要诉说自己最隐私的事情、最痛苦的心情时，心理医生真诚的态度是打开沟通之门的钥匙。要耐心听取患者倾诉苦恼的来龙去脉，在此基础上帮助患者找出症结所在，并通过耐心地解释、支持和鼓励甚至做出保证，使患者改变原来的态度和看法，逐渐接受现实和摆脱困境，培养新的适应能力，从而达到帮助患者治疗的目的。但是，要避免把自己的情绪、判断和利害掺杂进去，心理医生自身的基本观点、态度必须健康、正确，有愉快、稳定的情绪，才能影响和帮助患者，以达到改善患者情绪的目的。

3. 要以健康、稳定的心理状态去影响和帮助患者　在心理治疗中，治疗师自身的基本观点、态度必须健康正确，同时拥有愉快、稳定的情绪才能影响和帮助患者。在影响和帮助患者的过程中充分体现尊重的原则，以达到改善患者情绪的目的。①尊重来访患者的知情同意权。心理诊治的第一步就是征得患者对诊治的知情同意，确保患者和心理医师都充分理解将共同参与的治疗。心理医生有义务告知患者以下情况：咨询的特点、性质、预期疗程、费用、保密范围等。②尊重患者的决定权。患者有权决定是否接受评估和治疗，是立即开始还是稍后进行，有权改变治疗方法或更换心理医生，或者终止治疗。③尊重患者的性别、民族、国籍、宗教信仰、价值观、性取向等。对于与自己有着不同的社会文化背景和价值观念的患者，心理医生必须充分认识、接受和尊重他们的社会文化、经济背景和价值取向，避免把自己的价值观和看法强加给来访者。

4. 要保守患者的秘密、隐私　在心理咨询和诊治过程中，不可避免地会涉及患者的隐私，而且诊治本身可能就是隐私的一部分。因此，保密在心理诊治实践中显得尤为重要，是医务人员应该遵循的一项基本伦理要求。患者向心理医生倾诉的信息，特别是秘密或隐私不能泄露，甚至对患者的父母、配偶也要保密，否则会失去患者的信任，使心理治疗难以继续进行下去。在心理咨询与治疗工作中，必须向来访患者说明诊疗工作的保密以及这一伦理要求应用的限度。心理患者的保密要求受限的条件是：患者有伤害自身或他人生命和健康的严重危险；患者有致命的传染性疾病等且可能危及他人；未成年患者受到性侵犯或虐待；患者行为违反法律等。在这些情况下，心理医生可以先征得患者的同意，然后转告给其家人或相关人，以保证患者自己和他人的生命健康以及社会的重大利益不受损害。对于心理诊治过程中涉及的内容，如因研究或教学工作的需要，心理医生对心理咨询或治疗的案例进行讨论，或采用案例进行教学、科研、写作等工作时，应隐去那些可能会辨认出患者身份的有关信息。

（二）康复治疗的伦理要求

康复治疗是康复医学的重要内容，其服务对象主要是各种残疾人和慢性病患者，它通过物理疗法、言语矫治、心理治疗等方法帮助患者恢复功能，有的是通过采用训练的办法和康复工程代偿或者重建技术，使残疾人的功能恢复到最大限度，提高其生活质量，并使残疾人实现自己的社会价值。在对患者的康复治疗中同样应该遵守相应的医学伦理要求。在康复治疗中，对治疗师的伦理要求如下。

1. 理解与尊重　不论是先天的、后天的疾病或者外伤等所致的各种残疾，都会给残疾者带来终生痛苦或难以挽回的损失。他们不仅有躯体上的创伤，而且有轻重不等的自卑、孤独、悲观失望等心理隐痛。因此，在康复治疗中，医务人员要理解与同情他们，绝不讥笑和伤害他们的自尊，选择效果佳而患者乐于接受的康复方法，以建立和谐的医患关系，并促进他们尽快康复。

2. 关怀与帮助　康复医疗中面对的多是有残疾和不能自理的患者，他们的日常生活和治疗活动中缺乏自立性，对医务人员的依赖性强，兼之因病残而心理敏感，对医务人员的工作态度和热情度是比较在意的。如果医务人员缺乏饱满的热情去工作，患者很有可能不愿意配合，甚至产生自卑心理而放弃治疗，饱满的工作热情能鼓励患者战胜病残的信心。因此，在康复治疗中，医务人员工作中要有热情，要耐心地在细微之处关怀与帮助他们的生活与训练，训练前向患者讲清其目的、方法及注意事项，以利于相互配合和保证安全；训练中要随时鼓励他们一点一滴地进步，使他们逐渐由被动状态达到主动参与治疗，以增加他们重返社会的信心与毅力。医务人员对于自己的工作要积极，不能觉得枯燥乏味而产生消极心理并迁移到患者身上，那样是不道德的。

3. 联系与协作　残疾人的康复，需要多学科的医务人员、工程技术人员、社会工作者、特种教育工作者等人员的共同参与与努力。因此，在康复治疗中，康复科医务人员除了必须扩大自身的知识面外，还要与各种人员密切协作，综合运用多学科知识和技术，避免发生脱节，出现矛盾要及时解决，共同为达到残疾人的康复目标而尽心尽力。对于那些互相扯皮、推诿、不作为、拆台的行为与作风要进行谴责和批评。

五、临床急救伦理

（一）临床急救工作的特点

急诊患者的特殊性表现为：突发性强、病情危急、变化较快、病情复杂、诊疗困难等。而临床急救既是临床服务的重点工作，同时也能体现医院管理水平、医德医风状况及医疗质量高低。临床急救工作有以下特点。

1. 平时有应急准备，人员坚守岗位　急诊患者病情带有突发性，患者的发病时间、地点、人数等都不可预测。一旦发病，来势凶猛、变化迅速、威胁生命，急诊科应随时做好全面接诊急诊患者的准备和人员疏散工作。同时，临床上应做好物资的应急储备工作，包括急救用品、设备、血源等。

2. 工作量大、难度高和责任重　在临床急救的患者当中，有些病情严重、凶险，有些病情复杂，涉及多系统或多器官，造成诊断治疗上相互矛盾而难以果断处理。急诊患者发病多数在其亲属意料之外，一旦出现抢救无效的情况，亲属没有思想准备，通常会情绪波动，难以接受，认为医生抢救不及时、不到位，从而引发医患纠纷。

3. 既尊重患者的自主性，又以新的生命观为指导　面对急诊患者，医务人员要有严格的时间观念和紧迫感，在抢救过程中，若因患者暂无经济能力支付医药费、医务人员自身职业素养不高而有所急慢，延误了抢救时机，是对生命的亵渎。医务人员的急救工作往往是既尊重患者或患者家属的自主性，又遵循生命神圣、生命质量和生命价值相统一的观点为指导去开展抢救工作。

（二）临床急救的伦理要求

1. 争分夺秒地抢救，力争使患者转危为安　急诊工作所面临的患者多数是发病急骤、病情来势凶猛，抢救工作的及时性严重影响成功与否。急诊抢救工作以急为主要特征，患者的病情瞬息万变，预后效果难以预测，若不迅速急救就会危及患者生命或造成严重后遗症。如脑出血、脑外伤所致颅压增高引起的脑缺氧的抢救、心肌梗死的抢救、气管异物等急症的抢救，必须争分夺秒，全力以赴。争取用最短的时间作出准确的判断，而且还要果断、准确运用各种抢救措施，力争使患者转危为安。

2. 勇担风险，团结协作　急诊患者病情复杂、疑难，抢救工作需要多学科或多专科会诊。医务工作者既要采用安全有效、损伤最轻的抢救方案来降低风险，又不能回避风险，要积极、大胆地投入抢救工作。团结协作要求不同科室之间顾全大局、相互支持、密切协作、相互配合，在不同岗位上尽职尽责。任何形式的借口推托、互不服气、不听指挥都是不符合伦理要求的。

3. 满腔热情，重视心理治疗　需要急救的患者往往病情严重，巨大的工作量容易导致医务人员严重疲劳。因此要求医务人员在同情及理解患者的基础上给予患者始终如一的耐心、满腔的热情、周到的医疗护理服务。急诊患者和家属情绪非常紧张、焦虑、易怒，有时不能克制情绪，甚至做出不太理智的事，医生要有"忍"性和豁达的胸怀，体谅患者和家属的心情，包容他们，用他们能够理解的语言、方式解释，相互沟通，积极对患者和家属进行心理疏导，鼓励患者战胜病魔，安抚家属情绪，确保抢救工作的顺利开展。

4. 全面考虑，维护社会公益　对不可逆转的患者的治疗和抢救，医务人员应全面考虑，遵循生命的神圣、质量和价值相统一的生命观，尊重患者和家属的意愿，实施抢救与治疗，而对患者家属要求不惜代价的治疗和抢救时，医务人员出自患者利益和社会公益应耐心地进行解释和劝导，停止达不到医学目的治疗和抢救措施，可以给予支持疗法和护理。

六、临床治疗的伦理决策

（一）临床治疗伦理决策的含义

临床治疗伦理决策指的是临床治疗活动中的伦理抉择，是基于医学伦理学角度思考并作出最恰当、最符合医学伦理的临床治疗决定，是医学伦理理论、原则和规范在临床诊疗活动中的具体运用和贯彻。做伦理决定既受到个人价值观的影响，也受到法律法规、文化背景、社会资源、宗教信仰、个人情绪状况等因素的影响。因此，临床治疗伦理决策参与者的道德水准、知识储备以及对伦理理论、原则应用的水平和能力都会影响具体道德行动的准确性。

（二）临床治疗伦理决策的原则

1. 根本权益优先准则　根据医学目的、医患关系的性质和特点，强调患者生命健康权是必然的、必要的。但医务人员应避免以普遍价值标准进行判断，更不能以自身价值判断完全替代患者及其家属的价值选择，需协调好生命健康权和自主权的先后顺序。

2. 多元价值优选准则　医疗服务具有多元价值属性，各种价值属性之间可能并不是并列的，有时为了实现某种价值而伤害其他的价值诉求。因此，为确保价值优化的达成，需降低或控制最低限度的必然性伤害。

3. 变通性操作准则　按照医德原则和规范有利于尊重、维护、保障主体的正当权益，但教条呆板、墨守成规、推卸责任等行为往往容易适得其反。因此，践行道德规范时应因时因事变通，将道德规范作为医德权利和义务关系的活力剂。

4. 规范与智慧并重准则　医德原则和规范的作用主要在支配行为的善恶选择，实现善恶选择不仅要求医德主体做创造性工作，又需进行艰难的价值选择。医德原则和规范的彻底实现应借助并充分发挥医德智慧在处理当前医德权利、义务冲突中的作用。

目标检测

答案解析

一、最佳选择题

A1 题型

1. 患者至上原则强调以最短的疗程、最少的痛苦、最小的损伤、最好的疗效去体现医疗服务的人文关怀，具体要求是（ ）

    A. 树立人本理念　　　　　B. 尊重患者选择权　　　　　C. 平等对待患者

    D. 坚持首诊负责制　　　　E. 以上都是

2. 下列选项中，不属于临床急救工作特点的是（ ）

    A. 平时有应急准备，人员坚守岗位　　　　B. 勇担风险，团结协作

    C. 工作量大、难度高和责任重　　　　　　D. 尊重患方的自主性

    E. 以新的生命观为指导

3. 临床医务人员在术后应遵循的伦理要求是（ ）

    A. 严格掌握指征，手术动机纯正　　　　　B. 患者或家属知情同意

    C. 严密观察，勤于护理　　　　　　　　　D. 关心患者，体贴入微

    E. 精诚团结，密切协作

4. 进行辅助检查时，不适宜的是（ ）

    A. 考虑患者的诊疗需要
    B. 依赖辅助检查结果进行诊断

    C. 考虑患者的耐受性和支付能力
    D. 征得患者同意再进行检查

    E. 结合病史及体格检查资料

5. 在问诊过程中，以下哪种作法是错误的（ ）

    A. 使患者理解无误
    B. 对患者的不良情绪立即批评

    C. 不打断患者的思路
    D. 不强迫患者回答有关隐私问题

    E. 使用通俗语言询问

A3 型题

6. 一男性患者在皮肤科门诊被确诊梅毒后，请求医生不要告诉在诊室外等候的妻子，以免妻子和他离婚。此时，在不伤害该对夫妇的情况下，皮肤科医生最合适的做法是（ ）

    A. 患者的妻子不问就不讲
    B. 患者的妻子要问就照实说

    C. 患者的妻子要问就说说谎话
    D. 患者的妻子要问就拒绝回答

    E. 建议患者主动告诉妻子自己患了性病

7. 患者，女，50 岁，因子宫肌瘤行全子宫切除术。术中医生发现患者左侧卵巢有病变应切除，在未征得患者及其家属同意的情况下，将左侧卵巢与子宫一并切除。术后患者恢复良好。该案例中，医生违背的临床诊疗伦理原则是（ ）

    A. 知情同意原则
    B. 患者至上原则

    C. 守信原则
    D. 最优化原则

    E. 保密原则

8. 患者，女，28 岁。孕 28 周，因胸闷、胸痛入院治疗。经查该孕妇患有心脏病，经院方会诊判断不适合继续妊娠，并将会诊意见和妊娠风险充分告知患者及其家属。而孕妇经与家属商量，愿意冒生命危险继续妊娠。本案例中，医生正确的做法是（ ）

    A. 强行实施堕胎手术以保全孕妇生命
    B. 要求家属同意对产妇实施堕胎手术

    C. 尊重患方意见并告知其后果自负
    D. 尊重患方意见并提供密切随访

    E. 为保胎儿健康停止心脏病药物治疗

A4 型题

患儿，男，5 岁。因不慎将玻璃球嵌入气管，顿时咳嗽，气急，脸色发绀，父母急送患儿到医院急诊室。因是成人急诊室，面对患儿医务人员要求家属把其送到儿科室去诊治，由于来回奔波，时间延误，患儿终因窒息而死亡。为此家属悲痛万分，与医院发生争吵，要求赔偿一切损失。

9. 从伦理学角度分析，医务人员正确的行为选择应是（ ）

    A. 立即去肺科抢救
    B. 立即去耳鼻喉科抢救

    C. 立即去小儿科抢救
    D. 立即采取措施，排除异物

    E. 请小儿科医生会诊

10. 对此类事故的发生，医院有不可推卸的责任，你认为哪一点是最主要的（ ）

    A. 急诊医护人员无排除小儿异物的经验
    B. 医护人员技术水平欠佳

    C. 患儿病情发展太快
    D. 面对任何急救患者，绝对不能推诿

    E. 加强管理，提高医护人员技术水平

二、思考题

某三甲医院眼科医生第二天要为一位患者做角膜移植手术，当天晚上发现准备的角膜不见了，若患者第二天做不了手术，将有完全失明的危险，于是该医生到医院太平间偷偷摘取了一位刚刚死亡的患者的角膜。第二天，手术很成功。但不久，死亡患者的家属发现角膜不见了，状告了该医生。

  1. 你认为眼科医生的做法有无不妥之处？为什么？

  2. 该案例给我们的启示有哪些？

（吴丽华）

书网融合……

   本章小结   微课   题库

第六章　公共卫生与健康伦理

第一节　公共卫生伦理概述

PPT

公共卫生伦理是探讨与促进群体健康、预防疾病和伤害行动相关的规范，主要关注群体层次的健康伦理问题，特别是政府、公共卫生机构及其成员、医疗机构及其成员、公民的义务和责任等问题。简而言之，公共卫生伦理旨在探究与公共卫生行动有关的行为规范。

》》 情境导入

情景描述　2003 年，突如其来的"非典"疫情开始传播和蔓延，危难关头，陈薇接到命令，立即率领团队奔赴小汤山，展开对"非典"病毒的追踪及相关疫苗研发的战斗，经过连续奋战，陈薇团队研发的"重组人干扰素 ω 喷雾剂"批量产品，采用这种紧急喷雾剂进行防护的 1.4 万名医务工作者，无一人感染"非典"。

2014 年，"埃博拉"病毒在西非大陆暴发，迅速蔓延至多个国家，引发全球性恐慌。陈薇再次临危受命，毅然前往非洲前线，同"埃博拉"病毒决斗。陈薇和她的团队攻坚克难，最终研制成功埃博拉疫苗，让非洲人民看到战胜疫情的曙光。因在抗击"埃博拉"病毒中的突出贡献，陈薇荣获"2015 年度中国十大科技创新人物"称号。

讨论　1. 案例中陈薇团队抗击疫情体现了公共卫生工作者的哪些道德责任？

    2. 此案例体现了哪些应对突发公共卫生事件的伦理要求？

一、公共卫生工作的特点及其道德性

公共卫生工作的重要性，在我国古代时期就有所认识。《黄帝内经》说，"圣人不治已病，治未病"。孙思邈在《备急千金要方》中写道："上医医国，中医医人，下医医病"，可以解读为高明的医生应该在国家层次采取措施确保维护健康的条件，而不仅仅关注治疗个人的疾病和关怀个人。

（一）公共卫生的概念

公共卫生是从英文 public health 翻译而来。public 是"公共""公众"的意思，health 是"健康""卫生"的意思。公共卫生又称公共健康，是指群体和社会公众的健康。公共卫生的定义为：由政府、社会或社群通过有组织的努力来改善社会条件以促进人群健康、延长寿命以及预防和控制疾病和损伤在人群中流行的科学和技艺。公共卫生的工作不是直接去治疗疾病，而是去改善影响疾病或损伤在人群中流行的社会条件。

（二）公共卫生工作的特点

1. 工作对象的群体性 公共卫生工作与临床医学工作的共同目标是维护人类健康，但是二者的区别在于工作对象的差异性。临床工作重点在于对个体患者疾病的诊断和治疗，而公共卫生工作的重点在于某些群体的疾病的预防和保健。公共卫生工作关注的核心是群体的健康水平，通过在社会层面实施具体的措施，达到提高全体成员的整体健康水平的目的。比如对高血压、糖尿病等慢性病患者的健康管理工作；对 18~65 岁妇女的"两癌"筛查工作；对 0~7 岁儿童的生长发育情况的监测工作等。

2. 工作结果的统计性 由于公共卫生工作主要针对的对象是人群，是为了维护人类健康而对群体实施疾病的干预，所以获得显示在群体层面的结果才更具有意义，比如公共卫生工作中非常重要的计划免疫工作，不仅通过预防接种的方式有效地控制传染病的流行。还需要统计群体的接种率和患病率等情况。再如在儿童保健工作中，虽然针对每一位儿童进行体检和健康宣教工作，但是工作的结果需要统计某个年龄段的儿童的生长发育以及患病等情况。公共卫生工作需要根据具体各个类别工作的统计结果来说明和发现问题，并据此提出相应的改善和维护健康的卫生政策。

（三）公共卫生工作的道德特点

1. 道德目标的超前性 公共卫生工作目的是降低未来可能发生的疾病的发病率，从群体上改善健康状况。比如传染病的管理工作，目的在于控制传染病在人群中的流行。健康宣教工作通过前期对广大群众进行健康知识的宣传和教育，从而达到慢性疾病、职业病和地方病等疾病的预防目的。公共卫生工作的目标，体现了其道德关怀的超越性。

2. 道德目标的社会性 公共卫生工作在卫生行政部门、卫生机构的专业指引下需要多数社会成员的积极参与，才能共同完成工作目标。有效的公共卫生工作能够降低某些疾病的发病率，提高社会成员的健康水平。公共卫生工作的受益者是相对多数的社会成员，而不是确保每一个个体成员都免受疾病影响。

3. 道德目标评估的滞后性 公共卫生工作的效果评价具有滞后性的特点。公共卫生工作一般无法看到立竿见影的效果，而需要在几年甚至几十年之后看到效果。众所周知，结核病是一种古老的疾病，全球范围内通过计划免疫来降低结核病的发病率，而结核病发病率的变化需要多年后才能评估。

二、公共卫生工作的伦理原则 🅔微课

公共卫生行动是指在公共卫生领域所采取的决策、措施和办法等，包括公共卫生法律、法规和条例的制定和执行，公共卫生政策和战略的制订和执行，公共卫生实践的决定及执行。公共卫生工作的伦理原则，是评价公共卫生机构和专业人员在公共卫生方面采取的行动，包括政策、规划、项目和措施正当与否的标准和原则性要求。

（一）全社会参与原则

公共卫生工作由国家政府主导，地方机构负责，全社会共同参与。公共卫生工作的对象不是个体，而是群体甚至是全体社会成员。因而公共卫生是全民医学，为达到预防疾病、促进健康和提高生活质量的目的，不能单靠医疗保健人员的孤军奋战，必须依靠政府、社会、团体和公众的广泛参与才能实现。

（二）社会公益原则

社会公益原则是指民事主体在进行民事活动时不得违反社会公共秩序和善良风俗，不得违反社会一般道德准则和国家以及社会的一般利益。在公共卫生工作中，为了维护人群健康，公共卫生从业人员常

常遇到公民个人权利、健康福利、经济利益与社会或集体利益冲突的问题。有许多预防干预对个人提供的效应可能很小，但对整个集体或者人群的健康却有很大好处。在处理社会与个人的利益关系时，公共卫生从业人员应坚持社会公益原则，将社会公共利益置于优先考虑的位置。

（三）社会公正原则

公正是一个宏观概念，在公共卫生领域，社会公正包括公共卫生资源的分配公正，政策、规划、措施的程序公正，公众利益的回报公正以及对某些群体危害、损害的补救公正等。贫穷、性别歧视、种族歧视等社会决定因素导致大量群体之间健康结局或成就方面的不平等，公共卫生工作要解决的就是这种健康不公平的问题。公共卫生工作和政策是为了改善公众的整体健康，因此政策的制定、资金的筹措、资源的分配以及公共卫生相关信息的公开都要坚持社会公正原则。公共卫生应当提倡和努力赋予每一个社会成员基本的健康资源和必要的健康条件，尊重社会中每个人的基本权利，促进社会社区人群的健康。

（四）互助协同原则

公共卫生工作涉及的范围非常广泛，所有与公民健康相关的内容都可以被囊括其中，因此公共卫生工作不仅需要全社会的参与，而且需要不同领域中的人员之间的互助与协作。现代社会的重要特点是个体、民族、国家之间的联系已经变得日益紧密。公共卫生问题的解决，必须由政府、民族、地区、社群、个体密切合作，才能真正实现。因此，公共卫生与每个人密切相关，互助协同原则强调了所有社会成员促进公共健康的共同责任。

（五）信息公开原则

在公共卫生工作中，信息扮演着越来越重要的作用。信息公开在预防疾病、防范和控制疫情方面起到警示的作用，提醒人们关注和重视可能存在的公共问题。公共卫生信息保持公开和透明，公共卫生行动政策与决策公开，每一个利益攸关方与公众有机会参与，才有利于公共卫生行动过程的公正性。

三、公共卫生工作者的道德责任

（一）以大卫生观指导职业活动

大卫生观的核心是由以疾病、病人及其治疗为中心，扩大到以健康、健康人和保健、康复为中心。由治疗服务扩大到预防服务，由关注疾病的自然原因扩大到社会原因，由生理服务扩大到心理服务，由院内服务扩大到院外服务，由个体服务扩大到群体服务，由技术服务扩大到社会服务，由消极治疗与康复扩大到积极预防和主动提高健康水平，预防保健的责任从医药卫生行业扩大到社会各行各业，卫生事业活动的主题由医务人员扩大到社会全体成员。

（二）敬业爱岗，科学严谨

公共卫生工作关系到人民群众的生命安危和千家万户的悲欢苦乐，影响到民族的健康素质和子孙后代的幸福，涉及国家的声誉和经济建设。公共卫生工作者应以敬业爱岗为起点，不断提升职业能力。在工作中应具备科学严谨的工作作风，实事求是，一丝不苟。

（三）应急控制，团结协作

公共卫生工作具有复杂性和艰巨性，涉及的自然环境庞杂多变，工作对象千差万别，任务重、要求严、时限紧、难度大。突发公共卫生事件是公共卫生工作预防和控制的重难点，且危害巨大。因此，需要公共卫生工作者做到应急控制，避免事态扩大，降低人民群众和国家的各项损失。随着现代医学的发展，公共卫生工作尤其需要一个互相紧密联系的整体来共同实施和完成。一旦其中某个环节出现问题，整个防控工作都会受到影响，甚至产生不良后果。公共卫生工作者需要发扬协作与团队精神，宽厚包容，博采众长，积极创新。不断更新医学知识和理念，探索促进健康与防治疾病的理论和方法，以共同的努力提高公共卫生工作的水平。

第二节　疾病预防与控制伦理

PPT

一、慢性非传染性疾病预防与控制伦理

（一）慢性非传染性疾病的定义和特点

慢性非传染疾病，简称"慢病"，已成为导致当今人类过早死亡和影响健康水平的主要原因。慢病不是特指某种疾病，而是对一类起病隐匿、病程长且病情迁延不愈，缺乏确切传染性生物病因证据，病因复杂且有些尚未完全被确定的疾病的概括性总称。

（二）预防和控制慢性非传染性疾病工作的伦理要求

公共卫生从业人员在慢性病的防控过程中，应遵循的伦理要求包括如下两个方面。

1. 认真贯彻三级预防理念和措施　积极开展健康教育，促进人们形成健康的行为、生活方式。慢病患者往往将要带着疾病长期工作生活，因此强化对患者及家属的知识教育与行为指导，是公共卫生工作人员的基本职责。为促进人们健康行为、生活方式的转变，要认真贯彻实行三级预防理念与措施。一级预防是病因预防，包括个体的、环境的、社会致病因素的预防。二级预防指早期发现、早期诊断、早期治疗。加强慢性病的监测、筛查和普查工作，履行早发现、早诊断、早治疗的道德责任。通过早期发现、早期诊断、早期治疗，可以有效地延缓慢性病进程，提高患者的生活质量，减少社会损失。三级预防是对疾病进入后期阶段的预防措施，需要建立公平的医疗服务获取机制和医疗费用负担机制。

2. 关注慢性病患者心理健康　根据《中国居民营养与慢性病状况报告（2020 年）》显示，慢性病患者基数仍将不断扩大，同时因慢性病死亡的比例也会持续增加，防控工作仍面临巨大的挑战。许多慢性病患者因为无法担负医疗费用而耽误治疗，有的患者因为给家庭带来的负担而自责，有的患者因为丧失工作能力和机会而感觉被社会和家庭抛弃等。慢性病通过早期发现，可以降低高危人群发病风险。通过健康体检、慢性病筛查、健康干预等适宜技术和管理模式，很大程度地让疾病早发现、早诊断、早治疗，实现早康复。大大地提高疾病治愈率，减轻患者的心理负担及经济负担。另外，社会的关注和支持可以一定程度改善慢性病患者的生活质量。

二、传染病预防与控制伦理

（一）传染病的定义与特点

传染病是由各种病原体引起的能在人与人、动物与动物或人与动物之间相互传播的一类疾病。传染病是对人类危害最大的疾病，具有起病急、传播快、病死率高的特点。

（二）预防与控制传染病工作的伦理要求

公共卫生从业人员在传染病防控中应遵循以下伦理要求。

1. 积极开展传染病的防控，对广大群众的健康负责　构建传染病防治网络体系，制定和完善重大传染病的应急处置预案，提高突发公共卫生事件快速反应和控制能力。建立各类传染病报告制度，各级各类医疗机构执行首诊负责制，依法依规报告法定传染病。加强预防接种。坚持"政府领导、部门配合、全民参与"的原则，巩固和改善常规免疫服务，全面提高免疫规划工作服务质量，对广大群众的健

康负责。

2. 认真做好传染病的监测和报告，履行其道德与法律责任 认真做好传染病的监测和报告，及时发现、隔离、治疗各种传染病，及时收集与上报疫情。按照国家法律规定，主动关注、通报疫情是公共卫生工作者的法定义务和公共卫生工作基本的伦理要求。隔离消毒是传染病管理与防治工作的重要环节，需要严格执行隔离消毒措施和各项操作规程，防止传染源扩散，切实对广大人民群众的健康负责。

3. 尊重科学，具有奉献精神 传染病传播速度快、感染范围广、防控难度大，传染病防控是一场与时间赛跑的病毒抗争，面对未知的病毒，防疫工作者必须尊重科学，认识病毒、找到传染链、研制疫苗等工作都离不开防疫工作者的奉献精神。"尊重科学"是求真务实、科学防控是战胜疫情的关键，"实事求是"是认识疫情、打胜仗的前提；"尊重科学"是尊重客观规律，任何病毒的传播都有其规律，把握病毒传播的规律，科学防控，保障疫情防控成效。

4. 尊重传染病患者的人格和权利 因为传染性疾病的传播性的特点，需要对传染病患者或者疑似患者进行管理、控制甚至隔离。因此，传染病预防和控制工作中可能涉及到患者的隐私权、自主选择权与社会公众健康权相冲突等问题。公共卫生工作者应在维护社会公众权利的前提下充分尊重传染病患者合理的权利。另外，公共卫生工作人员应认识到，传染病患者是疾病的受害者。在传染病管理工作中，避免对传染病患者的指责、歧视和排挤。

三、职业性损害与防控伦理

（一）职业病与职业性损害的定义

职业病是指企业、事业单位和个体经济组织的劳动者在职业活动中，因接触粉尘、放射线物质和其他有毒、有害物质等因素引起的疾病。

职业性损害是指职业性有害因素在一定条件下对劳动者的健康、劳动能力等产生不同程度的损害。

（二）职业性损害与防控的伦理要求

（1）依法开展卫生监督和管理，从源头控制职业性损害，对劳动者的安全和健康负责。1972 年，卫生部首次公布职业病 14 种，至 1987 年公布的规定职业病共计 99 种。随着职业种类的增加，职业性疾病也越来越多。公共卫生工作者应从源头控制职业性损害，依法开展卫生监督和管理，对劳动者的安全和健康负责。

（2）积极开展职业健康教育、卫生监测和健康监护，保护劳动者身体健康。对特定职业人员进行卫生监测和健康监护，积极开展职业健康教育，是保护劳动者身体健康的重要途径。职业健康教育的内容应包括职业病的形成原因、构成条件、预防和控制职业病的相关措施等。

（3）职业病诊断应客观公正，既要保障劳动者的健康权益，也需维护企业和国家的利益。职业病的诊断关系到劳动者的切身利益以及企业和国家的发展。公共卫生工作人员应做到客观公正地诊断职业病，严格根据《中华人民共和国职业病防治法》规定的四个条件：①患者主体是企业、事业单位或个体经济组织的劳动者；②必须是在从事职业活动的过程中产生的；③必须是因接触粉尘、放射性物质和其他有毒、有害物质等职业病危害因素引起的；④必须是国家公布的职业病分类和目录所列的职业病。既要保障劳动者的健康权益，也要维护企业和国家的利益。

四、应对突发公共卫生事件中的伦理问题

（一）突发卫生公共事件的定义与特点

突发公共卫生事件是指突然发生，造成或者可能造成社会公众健康严重损害的重大传染病疫情、群

体性不明原因的疾病、重大食物和职业中毒及其他严重影响公众健康的事件。

突发公共卫生事件的特点有以下几个方面。

1. 原因的多样性 突发公共卫生事件的发生与自然灾害、事故灾害有关，比如地震、水灾、火灾以及环境污染、生态破坏、交通事故等。社会安全事件、动物疫情、食物中毒、职业危害等也是突发公共卫生事件的原因。

2. 传播的广泛性 在突发公共公卫生事件中，传染病的暴发和流行占了很大比重且危害巨大。传染病的基本流通环节包括传染源、传播途径以及易感人群。当满足以上三个条件时，传染病就会进行广泛传播。随着现代社会的发展，各种交通工具发展迅速，人群的流动性越来越大，人与人之间的交往越来越密切，因此使疾病传播的速度增快、范围扩大。

3. 危害的严重性 突发公共卫生事件发生紧急、发展迅速、涉及人群广泛，需要紧急控制与治理。否则，将会危害部分人群的生命健康，同时也会给国家和社会带来巨大的经济损失。甚至，对人类长远发展和后代生存环境造成不可逆转的影响。

（二）应对突发公共卫生事件的伦理要求

1. 恪守职责和加强协作，发扬敬畏生命的人道主义精神 突发公共卫生事件包括自然灾害、事故灾难、公共卫生事件和社会安全事件大多会造成或者可能造成重大人员伤亡。负责突发公共卫生事件的相关人员应恪守职责和加强协作，发扬敬畏生命的人道主义精神，根据客观情况需要紧急开展救助，不放弃每一个可能挽救生命的机会。

2. 树立崇高的职业责任感和科学态度 突发公共卫生事件具有严重的破坏性，不仅带来直接的人员伤亡，财产损失，还会给社会和个人心理形成破坏性的冲击。因此，公共卫生工作者在预防和处置突发公共卫生事件的工作中，应具备崇高的职业责任感和科学的态度。公共卫生工作者应以公众健康的守护者为使命，遵循突发公共卫生事件处置的规律，运用科学的方法应对突发公共卫生事件的发生。

3. 勇于克服困难，具有献身精神 由于突发公共卫生事件发生的时间、地点、暴发方式、程度等都难以准确把握和控制，因此公共卫生工作者需要对突发事件进行紧急处置，从而控制事件影响的程度与范围。在工作中，应勇于克服各种困难，具有献身精神。

 素质提升

中国援非医疗队，用奉献诠释大爱

2014 年 3 月，西非地区暴发大规模埃博拉疫情，中国政府率先响应疫区国家和世界卫生组织的呼吁，第一时间向疫区提供医疗援助。

黄顺是第二批由中国政府派到塞拉利昂的援助医疗队队员。在中塞友好医院，她遇见了刚刚失去母亲且感染埃博拉的 9 岁女孩雅尤玛。黄顺带领团队悉心照顾她，给她买蛋糕、巧克力等，还送给了她一只熊猫玩具。"中国妈妈"们的陪伴终于让她病情好转，再次绽放笑容。

中国政府还派出科学家远赴疫情一线研发疫苗，陈薇就是其中一位。陈薇带领团队多次赴塞拉利昂进行埃博拉疫苗研发，研制出全球首个 2014 基因突变型埃博拉疫苗。肩负着援助非洲医疗的使命，无畏地与病毒做近距离斗争。

中国援非医疗队被誉为"南南合作的典范"和"最受欢迎的人"。人类是命运共同体，团结合作是战胜疫情最有力的武器。中国政府不仅对本国人民的生命和健康负责，也为全球公共卫生事业尽责。

PPT

第三节　健康伦理

一、健康伦理的含义

健康伦理是关于健康的伦理学研究，旨在研究与健康相关的所有伦理问题以及解决这些问题所应奉行的伦理原则和道德规范。

二、健康促进伦理

（一）健康促进的含义

健康促进是指运用行政的或组织的手段，广泛协调社会各相关部门以及社区、家庭和个人，使其履行各自对健康的责任，共同维护和促进健康的一种社会行为和社会战略。

（二）健康促进的伦理要求

1. 态度积极主动　积极参与有利于健康促进的公共政策的制定、支持环境的创建和卫生保健体系的建立。其中健康促进策略应包括积极主动地保护自然，创造良好的环境以及保护自然资源的要求。公共卫生工作者在健康促进的工作中应发挥积极主动性。

2. 工作深入一线　与疾病的治疗康复不同，健康促进工作需要深入到农村、基层的社会初级卫生保健工作第一线中。公共卫生工作者需要将预防卫生保健知识、技术、健康行为的养成等带给更多社会群众，并有责任监督其选择有利于健康的生活方式。

3. 形式喜闻乐见　公共卫生工作者需要不断自我完善，以科学的态度和群众喜闻乐见的形式开展健康促进活动。为了使广大群众理解医学科普知识，许多医务工作者将医学知识与其他专业相结合，比如将医学常识通过漫画的形式来展示，将医学科普知识通过短剧、微电影等形式传播给群众等。

三、健康教育伦理

世界卫生组织在1984年就明确提出："所谓健康不是单纯地指身体无病或不衰弱，而是不可分割地把肉体的、精神的和社会各方面的都包含在内，亦即是指一个完美的状态。"1989年，世界卫生组织又一次深化了健康的概念，新的健康定义为："健康不仅是没有疾病，而且包含躯体健康、心理健康、社会适应良好和道德健康"。

（一）健康教育的概念及意义

健康教育是指为促使人们自愿地改变不良生活方式和损害健康的相关因素，消除或减轻影响健康的危险因素，预防疾病、促进健康和提高生活质量，而有计划、有组织、有系统地实施的教育活动。其中，健康教育的核心问题是促使个体或群体改变不健康的行为和生活方式，尤其是组织行为改变。

健康教育的意义：只有通过健康教育促使人们自愿采纳健康的生活方式、行为方式，才能降低治病的危险因素、预防疾病、促进健康；健康教育能有效地预防心血管疾病和恶性肿瘤；健康教育与健康促进是一项投入少、产出高、效益大的保健措施；健康教育改变人们不良的生活方式和行为，减少自身行为制造的危险性，是一项一本万利的事业。

（二）健康教育的伦理要求

1. 健康教育普及化　履行法定义务，充分利用一切机会和场合积极主动地开展健康教育。人们习惯的养成，受其生活环境、生活观念等诸多因素的影响。要纠正不良的生活习惯和观念，是一项漫长、艰巨的社会工作。所以，在健康教育过程中，要做到积极、主动、耐心、细致。

2. 健康教育基层化 深入农村、社会，将健康教育渗透到各级卫生机构中。健康教育在很大程度上是一种卫生示范活动，即通过一系列的示范手段，例如宣传、教育、具体操作、树立榜样等，让人们懂得怎样做才是对的，才是对健康有益的。

3. 健康教育兴趣化 不断自我完善，以科学的态度和群众喜闻乐见的形式开展健康教育活动。做好健康教育工作，需要公共卫生工作者不断增强理论知识的学习，并且在实践中进一步自我完善。既要尊重医学客观事实，有要以新颖、易于群众接受的形式展现医学科普知识。

四、健康责任伦理

（一）个人的健康伦理责任

一个人的生活方式是维持和改善健康的关键，每个人对自己的健康负有责任。采取更为健康的生活习惯的第一步是理解行为与健康之间的因果关系，并据此行动，才能够在一定程度上控制和改进未来的健康状态。在健康领域，个人对自身健康状况负责将是改善人类生命和健康状态必不可少的条件。因为健康的生活方式是健康长寿的必要条件，因而鼓励人们通过养成健康生活习惯来照顾好自己，可能是使人摆脱疾病和避免过早死亡的关键。

社会应采取积极措施使个人的健康责任得到明确，促使个人的健康责任意识得到提升。例如，吸烟虽是个人行为，但这一行为是导致许多疾病发生的原因，吸烟者危害自己健康的同时也给他人带来伤害。有些卫生经济学家认为，在对医疗进行配给中应该考虑患者自身行为在患病中的作用，对有过错的个人给予较低的医疗优先地位。但是，如果医生要等对患者行为是否有过错的裁决产生后再采取治疗方案，有可能会减弱医护人员的良善的本能，即对患者的同情和关怀。所以，个人健康责任的承担问题还是一个需要积极探讨和解决的问题。

（二）社会的健康伦理责任

人群的健康往往由诸多的社会因素决定。比如贫困、性别歧视、城乡差别等，这些因素也是造成健康不良的条件。近年来有证据提示，在社会经济的公正方面体现更为平等的社会与不那么平等的社会相比，具有更高水平的健康。社会整体层面应肩负起积极消除影响健康不良因素，提升全社会健康水平的责任。

公共卫生的最终价值体现在社会层面。一是公共卫生目标的实现，需要全社会的共识与支持。比如健康教育工作的开展，既需要公共卫生工作人员积极主动地进行健康常识的宣传，也需要广大群众的参与和配合，才能共同达到提高人类健康认识水平的目的。二是公共卫生工作的受益者是相对多数的社会成员，而不仅仅是指某个社会成员个体。开展公共卫生工作可能影响部分成员的生活，甚至带来不便。例如，为了保护我们的生活环境，促进人类健康，有公共场合不允许吸烟的规定，这在一定程度上限制了烟瘾较大者的自由。但作为具有社会属性的人，真正的自由是建立在自律的基础之上。

目标检测

答案解析

一、最佳选择题

A1 型题

1. 以下属于公共卫生工作特有的伦理原则的是（　　）

A. 生命价值原则　　　　B. 尊重自主原则　　　　C. 最优化原则

D. 隐私保密原则　　　　E. 全社会参与原则

2. 传染病防控工作中让患者签署知情同意书符合（　　）

A. 公益原则　　　　　　B. 有利原则　　　　　　C. 尊重原则

D. 不伤害原则　　　　　E. 医学目的原则

X 型题

3. 公共卫生工作的特点描述不正确的是（　　）

A. 公共卫生的目标是人群健康

B. 公共卫生工作目标的实现通过提高全社会的健康水平

C. 工作结果的统计性

D. 公共卫生工作治疗比预防重要

E. 工作对象的群体性

4. 下列不属于传染病防控工作伦理要求的是（　　）

A. 做好传染病的监测和报告

B. 采取走访患者家庭以预防医患冲突

C. 尊重科学事实

D. 尊重传染病患者的人格和权利

E. 开展传染病的预防宣传教育

5. 健康促进的意义不包含（　　）

A. 共同建造有利于健康的自然和社会环境

B. 体现医学模式的转变

C. 体现群体素质教育和社会主义精神文明建设的重要内容

D. 体现高级卫生保健持续发展

E. 提高人们的健康水平

三、思考题

马连芳，获得2018年"湖南好人"，她是湖南某医院护士，她先后参加过手足口病、H7N8禽流感等重大传染病疫情和突发公共卫生事件的紧急救治和护理。2013年春节前夕，禽流感肆虐，得知消息的马连芳主动请缨。隔离病房的护理工作是紧张而忙碌的，马连芳经常忘记吃饭，直到饭菜凉透才想起，胡乱扒几口便又投入到紧张的抢救中。在隔离病房的两天一夜，马连芳没合过眼。在马连芳和同事们的精心医治下，被感染患者成功脱险。一个星期后，患者康复出院，患者和家属都十分感激。

思考：从马连芳护士的事迹中体现了应对突发公共卫生事件的哪些伦理要求？

（杨梁玮）

书网融合……

本章小结

微课

题库

第七章 死亡伦理

◉ 学习目标

1. 通过本章学习，重点把握脑死亡判定标准及其伦理意义；安乐死的伦理争议；安宁疗护的伦理要求。

2. 学会理性认识脑死亡、安乐死及安宁疗护问题；能辩证分析脑死亡和安乐死的伦理意义及伦理争议。培养树立科学死亡观、尊重生命权利和尊严、敬畏生命的意识；具备对现代死亡问题的临床伦理决策能力；具备加强医学职业精神和医学人文素养的意识。

生老病死是生命的自然规律，但是当死亡不可避免来临时，人们往往充满无奈、悲伤与恐惧。人们应该如何对待死亡，医务人员应该如何帮助患者减少濒临死亡时的身心痛苦，坦然而有尊严地面对死亡，是一个重要的医学伦理问题。

≫ 情境导入

情境描述　吴柠是一名胰腺癌晚期患者，在与病魔抗争的一年当中，她的生理和心理都备受折磨。为了给她治疗，吴柠的女儿带着她跑遍了全国各大医院，最后在确认她已经没有手术及放化疗机会后，入住某医院安宁疗护病房。安宁疗护病房的医护团队为吴柠制订了医疗方案，为她缓解疼痛、缓和情绪。最终吴柠与女儿度过了 3 个月的最后时光，安然离世。吴柠的女儿说："妈妈的笑容是她留给我的最后的礼物。"

讨论　1. 你认为安宁疗护对人生命进程的意义是什么？

2. 你如何看待安宁疗护？为什么？

第一节　死亡标准

PPT

一、死亡的含义

死亡是人体的器官、组织、细胞等的整体衰亡，生物学生命新陈代谢的停止，人类个体自我存在的结束。

死亡是生命的存在方式，是人类不可逃避的自然规律，死亡促使人类反思"生"的价值，彰显生命意义；死亡解决了有限的资源与可能的无限的人口之间的冲突，推动了人类的发展和进步，彰显生命的物质价值；死亡蕴含着对亡者深厚而复杂的情感、态度和伦理评价，彰显生命的文化价值。

二、死亡标准的演变

"有的人活着，他已经死了；有的人死了，他还活着"。臧克家先生的诗句通过强烈的对比，赞美鲁迅先生以及像他这样的为了人民"俯首甘为孺子牛"的人，他们虽死犹生，永远活在人民的心中，赢得人民的尊敬和歌颂。但是，如果抽离语境，在医学科技快速发展的今天，似乎又可以给这句诗赋予另一层含义，即医学客观层面上衡量人活着与死亡状态的判定标准。

（一）传统的心肺死亡标准

传统的医学死亡标准就是心肺死亡，即呼吸、心跳的停止，血压、脉搏的消失。《黄帝内经》指出："脉短，气绝，死"；1628 年，英国学者哈维在《心血运动论》中，第一次科学地揭示了心脏在血液循环中的功能和作用，由此更加稳固了心肺死亡标准的权威地位；1951 年世界著名的《布莱克法律词典》中关于死亡的定义是："血液循环完全停止，呼吸、脉搏停止"；我国 1999 年版的《辞海》对于死亡的解释是："临床死亡，表现为患者心跳、呼吸停止，反射消失。"

人类的心肺死亡标准延续了几千年，但传统标准判断死亡在现实生活中经常受到挑战。首先，在长期的医学实践中发现，以这种标准判定死亡后个体经抢救又"死而复生"的现象并不少见。其次，生命复苏技术和生命维持技术的广泛应用，通过心脏起搏器、呼吸机能使许多患者维持生命基本体征。再者，现代心脏移植技术使心脏停止跳动的人通过手术重获新生，这从根本上动摇了传统心肺死亡标准不可逆的绝对性。

由于传统心肺死亡标准的局限性以及带来的临床伦理难题，促使人们重新去思考和探索更科学的死亡判定标准，由此医学界提出了"脑死亡"的概念和"脑死亡"判定标准。

（二）脑死亡标准

1959 年，法国学者莫拉雷特（P. Mollaret）和古龙（M. Goulon）首次提出"昏迷过度"的脑死亡概念。所谓脑死亡，是指由于某种病理原因引起脑组织缺氧、缺血或坏死，致使脑组织功能和呼吸中枢功能达到不可逆转的消失阶段，最终导致病理性死亡。

此后，医学界对这种"昏迷过度"的研究重点放在如何确立脑死亡的诊断标准和排除"脑死亡样状态"方面。1968 年，美国哈佛大学医学院死亡定义特别委员会提出"脑功能不可逆性丧失"作为新的死亡标准，制定了脑死亡的四条确定标准，逐渐得到了医学界的普遍认可。此标准具体内容是：①对外部的刺激和内部的需要无接受性、无反应性；②自主的肌肉运动和自主呼吸消失；③诱导反射消失；④脑电波平直或等电位。同时规定，凡符合以上 4 条标准，持续 24 小时测定，每次不少于 10 分钟，反复检查多次结果一致者，并排除体温过低（低于 32.2℃）或刚服用过巴比妥类及其他中枢神经系统抑制剂的情况，即可宣布死亡。

同年，由世界卫生组织建立的国际医学科学组织委员会规定脑死亡标准为：①对环境失去一切反应；②完全没有反射和肌张力；③停止自主呼吸；④动脉压陡降；⑤脑电图平直。其基本内容与"哈佛标准"基本相同。

三、确定脑死亡标准合法地位的伦理意义

（一）有利于科学地判定人的死亡，维护生命的尊严

大量的研究和临床实践表明，真正的脑死亡是不可逆转的。同时，脑是人的思维器官，脑死亡后作为人的意识和自我意识已经不可逆丧失，有意义的生命个体就不复存在了。因此脑死亡的标准更科学、更准确，以此标准判定人的死亡可以避免死亡诊断错误，从而确保准确实施对患者的生命救护，维护生命的尊严，同时也为医生停止不必要的抢救提供了科学的依据。一些国家和地区已经把脑死亡作为判定死亡的标准。

（二）有利于合理使用有限卫生资源

脑死亡标准的确立和采用表明可对处于死亡状态、不再有施救意义的脑死亡患者宣布其死亡，这不

仅节约了卫生资源，还能把有限的医疗资源用于那些需要治疗而又能达到预期效果的患者身上，合理利用卫生资源，这符合社会公益和公正，具有明显的伦理价值。

（三）有利于器官移植技术的发展

脑死亡标准的确立和采用，使得在脑死亡但呼吸心跳仍存在的条件下摘取捐献活体器官用于移植成为现实，提高了被移植器官的成活率，有助于解决器官移植发展的难题，推动器官移植事业的发展。但需要特别指出的是，确定脑死亡标准的目的只是为了科学准确地判断死亡，运用脑死亡标准判断人的死亡有利于器官移植，而不是为了人体器官移植。

四、脑死亡标准的现实困境

（一）脑死亡标准的立法现状

从国际上关于脑死亡的立法情况看，脑死亡的法律地位主要有以下 3 种形态：一是国家制定有关脑死亡的法律，直接以立法形式承认脑死亡为宣布死亡的依据，如芬兰、美国、德国、日本、罗马尼亚、印度等 10 多个国家；二是国家虽没有制定正式的法律条文承认脑死亡的法律地位，但在临床实践中得到认可，如比利时、新西兰、韩国、泰国等国家；三是脑死亡的概念为医学界接受，但由于缺乏法律对脑死亡的承认，也没有为社会接受，传统心肺死亡标准仍占据主导地位，包括大多数国家。

我国对脑死亡的研究起步于 20 世纪 80 年代，医学界为"脑死亡"诊断标准的制定以及脑死亡立法进行了多方呼吁，但至今未能正式出台相应法律文件，只是进行了相关的学术讨论。目前，在我国尚未对脑死亡标准给出明确法律规定下，医学界判定死亡的公认标准仍然是心肺死亡标准。

（二）我国脑死亡标准实施的伦理困境

"脑死亡"概念的提出，颠覆了人类数千年对死亡的经验判断，引发了广泛的伦理争议。即使脑死亡有充分的科学依据，医学界和医学伦理学界多赞同采用脑死亡标准，但脑死亡的立法和实施，还是要结合我国的传统文化和基本国情。

1. 脑死亡标准与传统文化的冲突　中国有源远流长的"孝"文化，孝道要求家属对于病危的亲人要尽心尽力、尽职尽责地陪伴并为其送终，而脑死亡观念同儒家的"孝"文化是相冲突的。一个脑死亡的人仍存在心跳、呼吸、体温，在这种情况下判定亲人死亡，在感情、良心上是无法接受的，随之而来的是内心极度不安和自我谴责。与传统文化的冲突是脑死亡观念在中国社会推广和实施的一大障碍，所以推广工作要充分考虑到社会民众的民族文化心理。

2. 脑死亡标准的社会功利权衡　在脑死亡标准合理性的论证过程中，经常会考虑到脑死亡标准的社会价值和医疗意义，脑死亡标准的判定结束了对脑死亡患者痛苦的无意义的治疗，最终节约了国家和社会有限的医疗资源，缓解了家庭的经济和精神负担，有助于器官移植事业发展，但是这些都是基于考虑他人和社会利益而判定脑死亡患者死亡的，是一种典型的功利主义，是否会人为地剥夺患者的生命权？社会功利的权衡是脑死亡标准在现实中面临的另一个重要伦理问题。

3. 脑死亡判定的信任危机　医患双方之间信息不对称，一旦脑死亡标准确立，公众担忧医生是否会过早使用权利，使患者得不到应有的抢救和治疗；或者在判定过程中存在失误或差错；也担忧这一标准被滥用进行违法活动，如合谋杀人、器官买卖等。公众担忧的核心问题即是脑死亡判定会受到某些特殊利益影响，尤其涉及到器官捐献和移植的问题，所以，脑死亡标准实施的进程中需要必要的制约、监督和透明度。

PPT

第二节 安宁疗护伦理 ⒠微课

一、安宁疗护概述

（一）安宁疗护的含义

临终是指由于自然衰老，疾病或意外事故等造成人体主要器官的生理功能趋于衰竭、生命活动趋于终结的状态。

安宁疗护主要是指一种特殊的服务，是由社会不同人士，包括医生、护士、社会工作者、政府及慈善团体人士等，向临终患者及其家属提供的全方位的照护。对临终患者主要采取生活照顾心理疏导，呼吸治疗等措施，着重于控制患者疼痛，缓解患者心理压力，消除患者对死亡的焦虑和恐惧，使临终患者活得尊严，死得安逸，并为患者家属提供哀伤辅导等。

在实践中，基于不同的文化考量，对安宁疗护有不同的表述，如安宁照护、姑息照护、舒缓医疗、临终关怀等。目前，我国官方普遍使用"安宁疗护"的表述。

（二）安宁疗护的起源

具有安宁疗护意义的社会实践历史久远。中国在2000多年前就成立"庇护所"，关怀临终患者；唐代的"悲田院"专门收养贫穷、没有依靠的老年乞丐；北宋设立"福田院"，专门供养孤独有病的老年乞丐；元代设立"济众院"，专门收留鳏寡孤独，残疾不能自养的老人；清代设立"普济堂"，收养老年贫民。这些机构都具有照护患者和老人的慈善性质。西方的安宁疗护实践始于中世纪欧洲，最初是教会为患病的朝圣者修建的"庇护所"，是宗教意义上的慈善事业。

现代意义上安宁疗护的倡导者和奠基人是英国护士西希里·桑德斯博士。1967年，她在英国创办了世界上第一个以照护临终患者为主要宗旨的安宁疗护医院——圣克里斯多弗安宁院（St. Christopher Hospice），被誉为"点燃了临终关怀运动的灯塔"。目前世界上已经有许多国家和地区建立了安宁疗护机构。

世界卫生组织于1990年提出了安宁疗护的原则：维护生命，把濒死认作正常过程；不加速也不拖延死亡；减轻疼痛和其他痛苦症状；为患者提供身体上、心理上、社会上和精神上（即身、心、社、灵）的支持直到他们去世；在患者重病及去世期间为家属提供哀伤抚慰和其他帮助。

2005年起，国际社会将每年10月份第2个星期六定为"世界安宁疗护日"（World Hospice and Palliative Care Day）。目前，安宁疗护在世界范围已发展成为一个新的相对独立的学科。

（三）安宁疗护的特点

1. 安宁疗护的目的 安宁疗护不以延长患者的生存时间为目的，而是以注重维护患者的尊严、提高患者临终生存质量为宗旨。安宁疗护承认死亡是生命过程的一个组成部分，其目的既不是为了延长患者的生命，也不加快患者的死亡进程，而是为了避免、减轻疼痛和痛苦，提高临终生存质量，使患者在弥留之际体认自己的社会价值和生存的意义，保持自己的尊严。与延长患者的生命相比，改善其临终的生存状况成了首要因素。

2. 安宁疗护的对象 安宁疗护的主要对象是晚期恶性肿瘤患者，他们遭受难以忍受的疼痛折磨。需要说明的是，晚期患者既可能是老年人，也可能是中青年或婴幼儿。在英国还包括部分帕金森病、阿尔茨海默病、晚期心血管病患者。同时，安宁疗护也将晚期患者的家属纳入服务对象之中。一方面家属对死亡的认识、对患者的病情或治疗方案的态度往往直接关系到患者的情绪，对安宁疗护结果产生直接的影响。因此，安宁疗护工作者对患者家属的帮助实质上间接影响到患者的治疗，家属能够和安宁疗护工作者一起帮助患者面对即将到来的死亡。另一方面，在临终患者离世之后，家属经历丧失亲人的病痛，身心健康都受到影响，安宁疗护工作者还要应用心理抚慰等手段进行悲伤抚慰，帮助他们尽快适应新的生活。

3. 安宁疗护的内容　安宁疗护不以治疗疾病为主，而是提供包括生活照顾、心理疏导、姑息治疗等全面临终照顾，着重于控制患者的疼痛，缓解患者的痛苦，消除患者及其家属对死亡的焦虑和恐惧。特别注重患者的生命尊严、生存质量和生命价值，强调个体化治疗、心理治疗和综合性、人性化的护理。正如桑德斯指出的，在疾病晚期，患者所需要的并不是积极治疗，而是"身体上的舒适和心理上的安宁"。

4. 安宁疗护的主体　安宁疗护服务团队以医务人员为主，同时还包括患者家属、社会团体和大量社会志愿者，已经成为一项社会公益事业。这些社会力量成为安宁疗护服务团队中不可忽视的主要组成部分。

 素质提升

每一个患者，都是一本教科书

在复旦大学附属肿瘤医院，就有一个特殊的病房——综合治疗病区（专门收治晚期肿瘤患者进行姑息治疗，姑息照护、舒缓疗护、临终关怀统称为安宁疗护），这里的患者生存期往往以月甚至以周计。也正是在这个直面生死的地方，人性的温暖和微光在医患之间熠熠生辉。

走进病区，病房廊壁上映入眼帘的是特鲁多医生的名言"有时去治愈，常常去帮助，总是去安慰"，旁边是爱心型的照片墙，定格了一幕幕温馨的瞬间，对侧的墙上有初心语角，寄语卡上记录着患者和医护人员的肺腑之言。明亮的翠绿和橘黄配色，让人忘却紧张和压抑。

在国内，成文武教授是姑息治疗理念的最早倡导者之一。他之前在中西医结合科，师从著名肿瘤专家于尔辛教授，在工作中经常接触到癌症晚期患者，对他们的痛苦有所感触。

2006年3月，肿瘤医院姑息治疗科正式挂牌成立，是我国三甲医院中第一个成立的专门从事姑息医学的科室。次年3月，开建病房。2010年3月，更名为综合治疗科。

成文武坚持每天亲自查房，和患者、家属做交流。"每天下午那次查房，没有时间限制，我可能和一个病人交流半小时以上，也可能几个病人一起交流，让他们面对并接受事实，提前做好应对准备。"成文武说，他曾与一位病人连续聊了45天，平均每天聊40分钟，对方才慢慢接受这一现实，能以比较平和的心态走好人生最后一段路。

在这个直面生死的地方，医护人员不仅需要有过硬的专业水平，更需要有强大的心理素质。

成文武表示："对于医护人员而言，每一个病人，都是一本教科书。"当这个病人死亡后，这本"教科书"才合上，曾经的医患关系已经融入身体的一部分。"教科书"看得越多，经验积累得越多，后面的疗护会越来越得心应手。"作为医生，我们还得感谢患者。"

二、我国安宁疗护发展概况

（一）我国安宁疗护事业的发展

20世纪80年代，安宁疗护被引入中国。北京松堂关怀医院被称为中国第一家安宁疗护医院，该医院于1987年筹备，1990年正式接待患者。1988年7月，美籍华人黄天中博士与天津医学院崔以泰教授合作，在当时的天津医学院创立了我国第一个安宁疗护研究机构——天津医学院临终关怀研究中心。

1991 年 3 月，临终关怀研究中心召开了"首次全国临终关怀学术研讨会暨讲习班"。1992 年 5 月，经国家科委批准，天津医学院与美国东西方死亡教育研究学会联合在天津举办"首届东方临终关怀国际研讨会"国际研讨会之后，临终关怀机构如雨后春笋在全国很多省市建立，中国临终关怀事业开始进入了全面发展时期。1996 年 3 月在昆明召开了"全国死亡教育与临终关怀学术研讨会"，创刊《临终关怀杂志》，以推动临终关怀事业的进一步发展。2005 年，中国老龄事业发展基金会在全国实施"爱心护理工程"，在 300 个大中城市建立"爱心护理院"，专门为老龄重病的老人们提供临终关怀服务。2016 年，《"健康中国 2030"规划纲要》明确提出实现从胎儿到生命终点的全程健康服务和健康保障，加强安宁疗护等医疗机构建设。2017 年，国家卫建委正式颁布《安宁疗护实践指南（试行）》，规范了以指导各地加强安宁疗护中心的建设和管理，规范安宁疗护服务行为，为今后安宁疗护的发展奠定了坚实的基础。同年，第一批全国安宁疗护试点在北京市海淀区等 5 个市（区）启动；2019 年，在上海市和北京市西城区等 71 个市（区），又启动了第二批试点工作。

2022 年 2 月，国家卫生健康委发布对十三届全国人大四次会议第 6956 号《关于加快推进尊严死立法进程的建议》的答复，今后将进一步开展死亡教育科学讲座；进一步扩大国家安宁疗护试点，加强安宁疗护宣传倡导，加强对全社会的生命教育，树立科学理性的生死观，为推动安宁疗护服务发展创造良好的社会氛围。2022 年 3 月，国家卫健委等 15 部门联合印发的《"十四五"健康老龄化规划》明确提出要发展安宁疗护服务，稳步扩大安宁疗护试点，完善安宁疗护多学科服务模式，提高老年人和疾病终末期患者生命质量。2020 年 6 月 1 日起施行的《基本医疗卫生与健康促进法》第三十六条规定，"各级各类医疗卫生机构应当分工合作，为公民提供预防、保健、治疗、护理、康复、安宁疗护等全方位全周期的医疗卫生服务"。这为安宁疗护提供了法律保障和依据，也为将生前预嘱纳入到基本医疗卫生与健康促进法中奠定了基础。2022 年 7 月，深圳市七届人大常委会第十次会议表决通过了《深圳经济特区医疗条例》修订稿。其中，第七十八条在"临终决定权"上做出了大胆突破，规定如果患者立了预嘱"不要做无谓抢救"，医院要尊重其意愿，让患者平静走完最后时光。深圳也因此成为全国第一个实现生前预嘱立法的地区。

（二）安宁疗护的意义

1. 安宁疗护体现了医学人道主义精神 安宁疗护帮助临终患者解除肉体和精神上的痛苦，满足患者生理、心理、伦理和社会全方位需要，使其在舒适的环境中尊严地离世；还为患者家属、亲人提供心理的支持和慰藉，减轻心理负担和精神压力；同时调动社会爱心力量，关爱临终患者，使人道精神得到深化和升华。

2. 安宁疗护体现了人的生命神圣、质量和价值的统一 每个人的一生都曾为自身、他人、社会及后代创造过价值，即使在临终时期，其生命理应得到尊重。安宁疗护善待患者生命，尽可能提高其生存质量，减轻其痛苦，努力帮助实现其最后的愿望。安宁疗护所创造的有价值、有质量的生存状态，是生命神圣的真正彰显。

3. 安宁疗护有利于卫生资源的公平分配 安宁疗护在医疗方面一般提供姑息性的、支持性的安宁照料，不使用贵重药品，不做过度治疗，这样避免了卫生资源的浪费。另一方面，将这部分节省的卫生资源投入到有利于社会和人类健康的卫生领域，可以提高卫生资源的使用效率和价值。

4. 安宁疗护是人类文明进步的标志 安宁疗护思想感召着社会上越来越多的个人和团体关心并参与这项事业，关怀临终患者及其家属。随着老龄化社会的到来，尊重老人，善待临终患者，将成为全社会关注的一个重要课题。安宁疗护充分体现了人类的大爱、真诚和温暖，促使人性展现出最真实而善良的一面，这不仅是社会发展的需要，也是人类文明进步的表现。

三、安宁疗护的服务内容及伦理要求

（一）安宁疗护的服务内容

2017 年国家卫计委正式颁布《安宁疗护实践指南（试行）》，指南提出安宁疗护实践应以临终患者和家属为中心，以多学科协作模式进行，主要内容包括疼痛及其他症状控制，舒适照护，心理、精神及社会支持等。

1. 症状控制 主要包括疼痛、呼吸困难、咳嗽咳痰、咯血、恶心呕吐、便血呕血、腹胀、水肿、发热、恶病质及厌食、口干、睡眠障碍、谵妄等临终患者常见症状的控制并对其进行护理及干预，分别采取相应的评估观察、护理要点及注意事项来开展具体的安宁疗护工作。

2. 舒适照护 主要包括病室环境管理、床单位管理、口腔护理、肠内营养的护理、肠外营养的护理、静脉导管的维护、留置导尿管的护理、会阴护理、协助沐浴和床上擦浴、床上洗头、协助进食和饮水、排尿异常的护理、排便异常的护理、卧位护理、体位的转换、轮椅与平车使用 16 项提升患者舒适度的护理照护。予以患者相对舒适的状态。

3. 心理支持和人文关怀 心理支持的目的是恰当应用沟通技巧与患者建立信任关系，引导患者面对和接受疾病状况，帮助患者应对情绪反应，鼓励患者和家属参与，尊重患者的意愿做出决策，让其保持乐观顺应的态度度过生命终期，从而舒适、安详、有尊严地离世。

4. 为临终患者家属提供多方面的帮助 对临终患者家属的照护也是安宁疗护的重要内容，护理人员应当在患者临终阶段予以安慰和支持，在患者去世后做好家属的照护，协助家属处理死者的善后事宜。

（二）安宁疗护的伦理要求

1. 尊重和维护临终患者的权利 医务人员应尊重临终患者的知情权、自主权、保护隐私、共同决策等基本权利，保留患者的生活方式，尊重其本人的选择和决定。当患者无能力做决定时，应尊重其在健康、清醒时的意愿或遗嘱，或尊重家属的意见。

2. 理解临终患者的心理与行为 临终是人生的特殊阶段，医务人员要正确把握不同阶段临终患者的心理特点，妥善应对其情绪和行为反应，并以真诚、宽容、慈爱的医学职业精神善待患者，使其始终得到精神上的安抚，在生命的最后时刻享受到优良的照护，在心灵的宁静和宽慰中逝去。

3. 解除临终患者的恐惧和痛苦 医务人员应坚持以控制症状、减轻疼痛为原则，为临终患者提供足够有效的镇痛药物，实施舒缓医疗，尽力解除其肉体上的痛苦，提高生活质量；让患者力所能及地参加活动，尽量帮助其实现自我护理，以增加生活的乐趣，保持人的尊严；以主动热情的态度与患者沟通，鼓励患者宣泄内心感受，疏导不良情绪，给予患者可信赖的心理支持；帮助患者以理智、科学的态度面对死亡，继而坦然、平静、乐观地度过生命的最后阶段。

4. 关心并支持临终患者的家属 医务人员要设身处地地理解和同情临终患者家属的过激情绪和行为，缓解他们的伤感情绪，真心实意地帮助他们解决实际问题，如帮助他们安排好陪伴患者期间的饮食和休息，以减少精神和体力上的疲劳；经常与他们交谈，增加其合作的信任；支持并指导家属为患者做些力所能及的护理工作，让其心灵得到慰藉，使患者享受到天伦之乐；安排适当的时间和地点，让患者和家属谈谈心里话，交代遗言等；提供哀伤辅导，疏解其哀伤情绪，鼓励家属通过哀悼完成自我恢复的过程，理性地看待和面对死亡，收拾悲伤心情，尽早地回到生活正轨上来。

答案解析

目标检测

一、最佳选择题

A1 型题

1. 在医学伦理学中，对患有不治之症又极度痛苦的患者，停止采取针对病因的人工干预方式，以缩短痛苦的死亡过程是（　　）

　　A. 积极安乐死　　　　　　　B. 他人助死　　　　　　　C. 消极安乐死

　　D. 安宁疗护　　　　　　　　E. 仁慈杀死

2. 目前，我国实施的合法死亡标准是（　　）

　　A. 心肺死亡　　　　　　　　B. 脑死亡　　　　　　　　C. 心肺死亡和脑死亡

　　D. 深度昏迷　　　　　　　　E. 植物人

3. 执行脑死亡标准的动机和直接目的是（　　）

　　A. 节约卫生资源　　　　　　　　　B. 增加器官移植供体

　　C. 更科学地判定死亡，维护死者尊严　　D. 减轻患者家庭的经济、心理负担

　　E. 缩短患者的生存时间

4. 下列关于安宁疗护的提法正确的是（　　）

　　A. 以所有资源患者为服务对象　　　B. 以治疗疾病为主要服务内容

　　C. 以延长患者的生存时间为目的　　D. 面向的仅仅是临终患者个体

　　E. 以提高临终患者的生存质量为宗旨

5. 下列不符合安宁疗护道德要求的是（　　）

　　A. 认识和理解临终患者　　　　　　B. 保护临终患者的权益

　　C. 尊重临终患者的生活　　　　　　D. 不惜代价延长临终患者的生存时限

　　E. 同情和关心临终患者的家属

6. 世界上第一个将安乐死合法化的国家是（　　）

　　A. 芬兰　　　　　　　　　　B. 美国　　　　　　　　　C. 荷兰

　　D. 英国　　　　　　　　　　E. 法国

7. 世界上首创安宁疗护的国家是（　　）

　　A. 中国　　　　　　　　　　B. 美国　　　　　　　　　C. 荷兰

　　D. 英国　　　　　　　　　　E. 法国

A3 型题

8. 某临终患者，在院期间因疼痛问题出现情绪不稳的状况，家属与管床医师讨论治疗方案。在此情况下，不应该考虑的治疗方案是（　　）

　　A. 持续镇痛　　　　　　　　B. 姑息治疗　　　　　　　C. 手术治疗

　　D. 心理安慰　　　　　　　　E. 生活护理

9. 患者，男，69 岁，自发蛛网膜下隙出血，临床表现与脑死亡相符。病后 3 天，医师对其进行脑死亡判定，结果符合脑死亡判定标准。相隔一周再次进行脑死亡判定，结果同前。因其家属不愿放弃治疗，抢救持续了 92 天。患者需要心脏起搏器、呼吸机、人工肾以及众多药物支持，但其全身及局部感染反复发作，病情缓慢持续恶化。最终家属决定放弃治疗，患者死亡。针对此例病人，符合医学道德的行为选择是（　　）

　　A. 医生不惜一切代价维持患者生命体征

B. 与患者家属积极沟通，宣传脑死亡的科学死亡观，劝说家属尽早撤销生命维持系统，让患者在舒适、安然中有尊严地离开

C. 在参与界定脑死亡的医生中有从事器官移植相关工作的人

D. 坚持完全尊重患者家属的意愿，医生无干涉权

E. 医务人员严厉抉择，决定让患者转院

A4 型题

患者，男，48 岁，农民。在北京某大医院确诊为肝癌，肿瘤大小已有拳头大，经诊已排除手术治疗的可能性。住院后行中医治疗，但因服后呕吐等原因，效果不佳，故家属要求出院返回当地县医院治疗，县医院外科医生认为北京的诊断无误，但准备"死马当成活马医"，然后经家属同意做了手术，术中发现腹腔内癌细胞广泛转移，虽勉强将癌肿大块切除，但术后第二天患者死亡。

10. 针对县医院的手术，最恰当的评价是（　　）

A. 手术前未经患者知情同意，家属的知情同意无效

B. 术前家属已经知情同意，而且手术本身没有失误，院方不负道德责任

C. "死马当成活马医"是为了患者利益，院方在道德上可以通过辩护

D. 根据手术的道德要求，可做可不做的手术坚决不能做，所以院方应付道德责任

E. 医院给患者做手术的目的可能不纯正

11. 县医院怎样做在道德上最佳（　　）

A. 帮助病人安乐死 　　　　　　　　　B. 继续采用在北京时用的中医治疗

C. 从生命质量和价值原则出发，不收入院 　　D. 尽量减轻患者的痛苦，采用支持疗法

E. 以上都不是

二、思考题

患者，男，76 岁，离休干部。因与家人争吵过度激愤而突然昏迷，迅速送至某医院急诊。经医生检查仅有不规则的微弱心跳，瞳孔对光反射、角膜反射均已迟钝或消失，血压 200/150mmHg，大小便失禁，面色通红，口角歪斜，诊断为脑溢血、卒中昏迷。经三天两夜抢救，患者仍昏迷不醒，且自主呼吸困难，各种反射几乎消失。

对患者是否继续抢救，医护人员和家属有不同看法和意见。医生 A 说："只要患者有一口气就要尽职尽责，履行人道主义的义务。"医生 B 说："病情这么重，又是高龄，抢救仅是对家属的安慰。"医生 C 说："即使抢救过来，生活也不能自理，对家属和社会都是一个沉重的负担。"但是，患者长女说："老人苦了大半辈子，好不容易才有几年的好日子，若能抢救成功再过上几年好日子，做儿女的也是个安慰。"表示不惜一切代价地抢救，尽到孝心。患者儿子说："有希望抢救过来固然很好，如果确实没有希望，也不必不惜一切代价地抢救。"并对医护人员抢救工作是否尽职尽责提出一些疑义。

思考：

对于病危患者是否抢救，面对各方意见分歧的情况，医务人员应当如何决策？

（王丽莉）

书网融合……

本章小结 　　　　　　微课 　　　　　　题库

第八章　医学科研伦理

◎· 学习目标

　　1. 通过本章学习，重点把握医学科研的伦理要求；人体试验的伦理原则；动物实验的伦理原则。

　　2. 学会运用医学伦理学的视野去看待、分析医学科研实践中的问题。具有正确认识和处理医学科研道德矛盾的伦理素质。

≫ 情境导入

　　情境描述　罗氏公司研制的治疗心脏衰竭的新药"达利全"的临床药理试验，参与试验的患者与医院签署了"知情同意书"后，分为服用传统药物的"对照组"和服用"达利全"的治疗组。试验方式是双盲的。当试验进行到三分之一的时候，医生们发现，服用新药的"治疗组"患者的病死率比服用老药"对照组"患者的病死率降低了35%。这意味着试验再继续，服用老药的"对照组"患者有可能失去很好的治疗机会。这时，有非医学研究者参加的"伦理道德委员会"决定，终止试验，"对照组"的患者改服已被证实有效的"达利全"。

　　讨论　1. 你如何理解伦理委员会的决定？
　　　　　2. 这种终止试验的做法是否符合伦理规范？

第一节　医学科学研究及其伦理要求

PPT

一、医学科学研究的含义和特点

（一）医学科研的含义

　　医学科研是指利用人类已掌握的科学知识和实践工具，用实验研究、临床观察、社会调查分析等方法探求生命自身活动的本质和规律以及与外界环境的相互关系，是以客观的生命现象作为研究客体，旨在揭示疾病发生、发展的客观过程，探寻防病治病、增进健康的途径和方法的探索活动。

　　一般来说，生命现象泛指由核酸、蛋白质等物质组成的生物体呈现的特有现象。生命现象包括生长、繁殖、发育、遗传、运动、刺激感应、传导、神经体液调节，直到高等动物和人的高级神经活动。其中，新陈代谢和自我复制是最基本的生命现象，也是生命最重要的特征。

（二）医学科研的特点

　　1. 研究对象的复杂性　生命现象是物质世界长期演变、进化的产物，与非生命现象具有共同的存在根据和规则，但作为高级的物质存在方式，生命现象又具有不同于非生命现象的客观属性和逻辑。因此，生命现象不但不能简单地还原、归结为一般物质的本质及其规律性，而且应特别强调生命现象的特殊机制及其规律性。已有的生命科学研究表明：与非生命现象相比，生命的本质及其物质结构、功能、进化规则、个体差异等要复杂得多，可以说是世界万事万物中最难把握的现象，尤其是人类的生命现象。

2. 研究过程的复杂性 生命科学研究过程的复杂性不仅取决于研究对象的复杂性，更取决于研究自身的复杂性。无论是对生命群体、个体的观察归纳，还是对群体、个体的实验分析，即使设计、实施得十分理想的实验室观察、实验，其用时一般都比非生命现象的同类研究要长，干扰因素多，可重复性验证困难，过程的连续性、可控制性和客观性差得多。

3. 研究结果的复杂性 上述特点决定了某一具体生命科学研究结果的复杂性。同样的研究往往得出不同的结果。而且，当研究结果以结论形式出现时，无不注入研究者的主观认识因素，例如世界观。方法论甚至个性特点，其中最重要的是世界观。这就使研究结果更趋复杂化。19 世纪末叶，德国的 W·鲁通过对早期蛙胚的实验研究提出了著名的 "发育镶嵌学说"，从而成为实验胚胎学的创始人之一。另一位德国学者 H·德里施，在用海胆作为实验对象检验鲁的镶嵌学说的实验中，却得出了与镶嵌学说相反的结果。后世的生命科学史学家认为，鲁和德里施二人在实验结果上出现的矛盾，首先是他们所使用的研究对象和实验技术不同导致的；其次缘于他们对分化原因的不同理解和解释，鲁强调内因，而德里施则强调外因。

4. 研究影响的复杂性 非生命现象的研究成果及其运用，直接影响和改变的只是非生命界，而对生命界只具有间接影响和改变的作用。这种影响就其性质而言，正负效应界限比较分明，而且人们有信心通过控制，使其正效应远远大于负效应，故引发的争议不大。生命科学研究的成果及其运用，无论对生命界，还是对整个物质世界，不仅具有直接影响，还有间接影响；就其影响性质而言，由于此类研究结果直接、长远地作用于人类命运，正负效应的界限短时间内难以划清，人们对其安全性、负效应的忧虑要沉重得多，争议特别大。自从 20 世纪末以来，对 "克隆人" 的激烈反映便是典型。

二、医学科研的伦理要求

（一）动机纯正

医学科研的动机应是为了推进医学科学的发展，使其更好地维护和促进人类的健康。为此，医学科研人员在选择课题时，要从国家医疗卫生保健事业的发展和广大人民身心健康的实际需要出发，把常见病、多发病和严重危害人民生命健康的疾病作为研究的重点，使得自己的科研方向总是紧密联系临床实际，时刻维系着人民的健康利益。

（二）诚实严谨

医学科研人员应坚持实事求是，忠于客观事实。科学本身的目的就是探索真理，通过表象寻找事物的本质规律。医学科学研究只有尊重事实、尊重科学，坚持实事求是，才能真正揭示医学的客观规律。因此，医学科研人员在课题申报、基金申请、实验设计、数据采集、统计分析以及科研结论和成果发布等方面，都要坚持实事求是，忠于客观事实，而不应掺杂半点虚假。"医乃至精至微之事"，医学科研人员应谨慎执业、诚信行事，尊重科学、遵循规律，钻研技术、精益求精，克服功利思想，防范浮躁心态，反对不良学术风气，抵制不端学术行为，营造良好学术氛围。

（三）团结协作

现代医学研究已经进入到群体创造的时代，个人孤军奋战的时代已不复存在。一项科研项目的产生、进展往往需要多人、多学科、多技术领域的合作，因此科研人员必须具有群体团结协作的意识。现代生物医学发展具有更广阔的范围和内涵，也意味着需要更广泛的群体合作。为此，医学科研人员要与同事、同行、相关领域研究者建立起沟通与交流、尊重与信任、支持与帮助的关系，并且坦诚、谦逊地面对别人的建议、批评和怀疑，不阻碍竞争者的科研工作，努力培养年轻人等，以保持密切合作、和谐相处，使集体力量充分发挥，从而促进医学科研的进步。

（四）公正无私

公正无私既是医学科研团队内相互合作与团队间相互协作的基础，也是团队间维持平等竞争与促进医学科学发展的保证。医学科研人员在医学科研中要量才用人，支持培养年轻人。在获得研究成果时要对前人、合作者甚至是竞争者的贡献予以承认和致谢，并且能够按贡献大小分享物质利益和名誉。

（五）知识公开

医学科研工作者，在保守国家秘密和保护知识产权的前提下，应当主动公开科研过程和结果的相关信息，追求科研活动社会效益最大化。同时，对公布的医学科研假说或成果一旦发现错误，也应勇于将错误公开。在科研合作研究和讨论科研问题时要做到信息共享，向合作者提供相关数据和资料，进而促进医学科学的进步。并且，只有公开了的科学发现才被承认和具有法律效力。试验数据和研究记录在发表的论文出现争议时，往往是有效的证据。

（六）敢于质疑

怀疑精神是医学科学创新的前提，也是医学科学发展的动力。医学科研人员在遵从一定的规则和立足于一定的科学依据的情况下，对传统的、现代的知识和医学课题研究中的各种假说要有批判的精神，敢于持怀疑的态度。它要求医学科研人员不迷信、不盲目崇拜、从伪科学、谬论中解脱出来，努力投身到创新活动中，力争成为站在巨人肩上的创新者。

 素质提升

"糖丸爷爷" 顾方舟

脊髓灰质炎又称小儿麻痹症，该病是由脊髓灰质炎病毒引起的严重危害儿童健康的急性传染病，可导致患者不同程度的瘫痪且无法治愈。20世纪50年代，脊髓灰质炎在我国多地流行。

1957年，顾方舟临危受命研制脊髓灰质炎疫苗。在疫苗动物实验通过后的临床试验阶段，顾方舟以身试药，验证了疫苗的安全性。不过，成人大多对脊髓灰质炎病毒有免疫力，必须证明该疫苗对儿童也安全才行。在对研制的疫苗有充分信心的前提下，顾方舟决定拿自己刚满月的儿子做试验。在他的感召下，同事们也纷纷给自己的孩子服用了疫苗。毕竟是未知的新疫苗，这些初为人父母的年轻人，可能度过了一生中最煎熬的十天测试期。最终结果证实大家前期的努力没有白费，疫苗是安全的。

随后，脊髓灰质炎的Ⅰ、Ⅱ、Ⅲ期临床试验紧锣密鼓地进行并获得成功。1960年，首批500万人份疫苗在全国推广，很快遏制了疾病蔓延的形势。1965年，顾方舟所在的团队又研制出方便运输、儿童爱吃的"糖丸"疫苗并在全国农村逐步推广。从此，我国脊髓灰质炎发病率明显下降，进入无脊髓灰质炎时代。

PPT

第二节 涉及人的生物医学研究伦理 ⓔ微课

一、涉及人的生物医学研究的含义及其类型

（一）人体试验的概念

人体试验是直接以人体作为受试对象，用科学的方法，有控制地对受试者进行观察和研究，以判断医学科研假说真假的活动过程，它在医学科学研究中有着极其重要的地位。

（二）涉及人的生物医学研究概述

涉及人的生物医学研究，通常也被称为人体试验。但严格来说，涉及人的生物医学研究与人体试验的概念不完全相同，它并非一定在人体上进行，只要是以涉及人的生物医学样本、个人信息等为对象的研究，都称为涉及人的生物医学研究。2016 年 9 月 30 日，国家卫生计划生育委员会（2018 年更名为"国家卫生健康促进委员会"）通过了《涉及人的生物医学研究伦理审查办法》（以下简称《办法》）并自 2016 年 12 月 1 日起实施。该《办法》规定，涉及人的生物医学研究包括以下三种。

（1）采用现代物理学、化学、生物学、中医药学和心理学等方法对人的生理、心理行为、病理现象、疾病病因和发病机制，以及疾病的预防、诊断、治疗和康复进行研究的活动。

（2）医学新技术或者医疗新产品在人体上进行试验研究的活动。

（3）采用流行病学、社会学、心理学等方法收集、记录、使用、报告或者储存有关人的样本、医疗记录、行为等科学研究资料的活动。

二、涉及人的生物医学研究的伦理原则

医学科学的发展与医学研究活动密不可分，经历了从经验医学到实验室医学再到分子生物医学的发展历程。医学知识的获得最初主要依赖于经验论基础上的观察归纳法，靠"试错"的方法来发现可用于治疗疾病的药物和手段。现代医学的发展则主要得益于系统的实验法，而这些实验成果在应用到临床之前，必须经过人体试验，人体试验过程对受试者有潜在的健康风险。关于医学研究者应该如何合理正当对待这些人类受试者的问题，却是经过近百年的医学研究历史和惨烈教训之后，才逐步地形成一套相对完善的伦理原则系统。

（一）《赫尔辛基宣言》所确立的伦理原则

1964 年在芬兰首都赫尔辛基召开的第 18 届世界医学大会上，医生们讨论通过了关于医学人体研究伦理学准则的《赫尔辛基宣言》。该宣言在《纽伦堡法典》的基础上，对研究者责任、受试者选择、知情同意要素、安慰剂使用、伦理审查要求等内容做出了详细的规定，并在之后历届世界医学大会上进行不断修改和完善，成为当前指导各国医师或研究者进行涉及人类受试者的生物医学研究的建议和伦理学准则。《赫尔辛基宣言》要求涉及人的生物医学研究首先应具有科学性，符合科学性原则，同时还应当遵循以下伦理原则。

1. 维护受试者安康的原则 维护受试者的安康是人体试验的前提和必须遵循的最基本的原则。当这一原则与人体试验的其他原则发生矛盾的时候，应该首先遵循这一原则。人体试验应建立在动物实验的基础之上，并且应在有关专家和具有丰富科学研究及临床经验的医生参与或指导下进行。同时，为了维护受试者安康，试验的全过程必须有准备充分的安全措施，以保证受试者在肉体上、精神上受到的不良影响减少到最低限度。

2. 医学目的的原则 涉及人的生物医学研究的目的是研究人体的生理机制、疾病的病因和发病机制，改进和提高疾病的防治水平，促进医学科学发展，维护和增进人民群众的健康。那些以研究为名忽视医学目的的原则，纯粹追求个人经济利益、名誉地位的做法，是不符合医学科研伦理甚至是违法的。

3. 知情同意的原则 尊重受试者的意愿即知情同意原则是保障将受试者的健康和利益置于首位的必备条件。因此，医学科研人员要给准备参加人体试验的受试者提供真实、足量、完整的信息，并且使他们能够充分理解。其后，在没有任何外界影响的情况下，受试者自主表示同意参加人体试验并履行承诺手续，才能做人体试验。对缺乏或丧失自主行为能力者应征得他们家属或监护人的同意。同时，也应该说明，受试者随时都有权撤销其承诺并不会因此而影响其正常治疗或遭到报复。

（二）我国《涉及人的生物医学研究伦理审查办法》确立的伦理原则

《涉及人的生物医学研究伦理审查办法》（以下简称《办法》）将涉及人的生物医学研究应当遵循的伦理原则具体化为以下六个方面。

1. 知情同意原则 尊重和保障受试者是否参加研究的自主决定权，严格履行知情同意程序，防止使用欺骗、利诱、威胁等手段使受试者同意参加研究，允许受试者在任何阶段无条件退出研究。在知情同意的履行中应注意以下问题。

（1）项目研究者开展研究，应当获得受试者自愿签署的知情同意书；受试者不能以书面方式表示同意时，项目研究者应当获得其口头知情同意，并提交过程记录和证明材料。

（2）对无行为能力、限制行为能力的受试者、项目研究者应当获得其监护人或者法定代理人的书面知情同意。

（3）知情同意书应当含有必要、完整的信息，并以受试者能够理解的语言文字表达。

（4）知情同意书应当包括以下内容：①研究目的、基本研究内容、流程、方法及研究时限；②研究者基本信息及研究机构资质；③研究结果可能给受试者、相关人员和社会带来的益处，以及给受试者可能带来的不适和风险；④对受试者的保护措施；⑤研究数据和受试者个人资料的保密范围和措施；⑥受试者的权利，包括自愿参加和随时退出、知情、同意或不同意、保密、补偿、受损害时获得免费治疗和赔偿、新信息的获取、新版本知情同意书的再次签署、获得知情同意书等；⑦受试者在参与研究前、研究后和研究过程中的注意事项。

（5）在知情同意获取过程中，项目研究者应当按照知情同意书内容向受试者逐项说明，其中包括：受试者所参加的研究项目的目的、意义和预期效果，可能遇到的风险和不适，以及可能带来的益处或者影响；有无对受试者有益的其他措施或者治疗方案；保密范围和措施；补偿情况，以及发生损害的赔偿和免费治疗；自愿参加并可以随时退出的权利，以及发生问题时的联系人和联系方式等。同时，项目研究者应当给予受试者充分的时间理解知情同意书的内容，由受试者做出是否同意参加研究的决定并签署知情同意书。

（6）当发生下列情形时，研究者应当再次获取受试者签署的知情同意书：①研究方案、范围、内容发生变化的；②利用过去用于诊断、治疗的有身份标识的样本进行研究的；③生物样本数据库中有身份标识的人体生物学样本或者相关临床病史资料，再次使用进行研究的；④研究过程中发生其他变化的。

（7）以下情形经伦理委员会审查批准后，可以免除签署知情同意书：①利用可识别身份信息的人体材料或者数据进行研究，已无法找到该受试者，且研究项目不涉及个人隐私和商业利益的；②生物样本捐献者已经签署了知情同意书，同意所捐献样本及相关信息可用于所有医学研究的。

2. 控制风险原则 首先将受试者人身安全、健康权益放在优先地位，其次才是科学和社会利益，研究风险与收益比例应当合理，力求使受试者尽可能避免伤害。在研究过程中，项目研究者应当将发生的严重不良反应或者严重不良事件及时向伦理委员会报告；伦理委员会应当及时审查并采取相应措施，以保护受试者的人身安全与健康权益。

3. 免费和补偿原则　应当公平、合理地选择受试者，对受试者参加研究不得收取任何费用，对于受试者在受试过程中支出的合理费用还应当给予适当补偿。

4. 保护隐私原则　切实保护受试者的隐私，如实将受试者个人信息的储存、使用及保密措施情况告知受试者，未经授权不得将受试者个人信息向第三方透露。

5. 依法赔偿原则　受试者参加研究受到损害时，应当得到及时、免费治疗，并依据法律法规及双方约定得到赔偿。

6. 特殊保护原则　对儿童、孕妇、智力低下者、精神障碍患者等特殊人群的受试者，应当予以特别保护。

三、医学伦理委员会及医学伦理审查

医学科研的历史发展揭示了在涉及人的生物医学研究中，为保护受试者的健康和权利，维护受试者的尊严，一方面要依赖于试验者的自律，另一方面也要求依赖于对试验研究的他律，伦理审查便是其中一个切实可行的机制。伦理审查是指，伦理委员会依据相关规定，对涉及人的生物医学研究项目的设计、实施及其结果所进行的伦理审核、评判、批准、指导、监控等活动。1966 年，哈佛大学医学院教授亨瑞·比彻（Henry Beecher）在《新英格兰医学杂志》上发表题为"伦理学与临床研究"的论文，首次提出了需对医学研究进行外部监督的理念。同年，美国公共卫生署要求对医学研究项目计划书进行事先审查，这一要求促进了医学伦理审查委员会的建立。自此之后，医学伦理审查委员会得到普遍发展，对医学研究者的外部监督成为当今医学研究的惯例。2020 年版的《赫尔辛基宣言》吸纳了各国关于医学伦理审查的成熟做法和优秀经验，并对涉及人的生物医学研究项目的伦理审查问题做出了明确的规定。

（一）医学伦理委员会的含义与职能

1. 医学伦理委员会的含义　在我国，医学伦理委员会分为两种：一种是设在国家、省（市）卫生健康行政主管部门的医学伦理专家委员会，按照《办法》第五条之规定：国家卫生健康委负责全国涉及人的生物医学研究伦理审查工作的监督管理，成立国家医学伦理专家委员会。国家中医药管理局负责中医药研究伦理审查工作的监督管理，成立国家中医药伦理专家委员会。省级卫生健康行政部门成立省级医学伦理专家委员会。县级以上地方卫生健康行政部门负责本行政区域涉及人的生物医学研究伦理审查工作的监督管理。另一种是开展涉及人的生物医学研究和相关技术应用活动的机构，包括医疗卫生机构、疾病预防控制机构、科研院所和妇幼保健机构等设立的机构伦理审查委员会。《办法》第七条规定：从事涉及人的生物医学研究的医疗卫生机构是涉及人的生物医学研究伦理审查工作的管理责任主体，应当设立伦理委员会，并采取有效措施保障伦理委员会独立开展伦理审查工作。医疗卫生机构未设立伦理委员会的，不得开展涉及人的生物医学研究工作。

2. 医学伦理委员会的职能　医学伦理委员会对涉及人的生物医学研究项目进行伦理审查，其目的旨在保护人的生命和健康，维护人的尊严，尊重和保护受试者的合法权益，规范涉及人的生物医学研究伦理审查工作。同时，在某种意义上对科研人员也有一定的保护作用。

《办法》第六条规定：国家医学伦理专家委员会、国家中医药伦理专家委员会负责对涉及人的生物医学研究中的重大伦理问题进行研究，提供政策咨询意见，指导省级医学伦理专家委员会的伦理审查相关工作；省级医学伦理专家委员会协助推动本行政区域涉及人的生物医学研究伦理审查工作的制度化、规范化，指导、检查、评估本行政区域从事涉及人的生物医学研究的医疗卫生机构伦理委员会的工作，开展相关培训、咨询等工作。

《办法》第八条规定：机构伦理委员会的职责是保护受试者合法权益，维护受试者尊严，促进生物医学研究规范开展；对本机构开展涉及人的生物医学研究项目进行伦理审查，包括初始审查、跟踪审查和复审等；在本机构组织开展相关伦理审查培训。同时，机构伦理委员会的委员应当从生物医学领域和伦理学、法学、社会学等领域的专家和非本机构的社会人士中遴选产生，人数不得少于 7 人，并且应当有不同性别的委员，少数民族地区应当考虑少数民族委员。必要时，伦理委员会可以聘请独立顾问。独立顾问对所审查项目的特定问题提供咨询意见，不参与表决。

3. 医学伦理委员会的工作要求 按照《办法》规定，伦理委员会应遵循以下要求。

（1）伦理委员会对受理的申报项目应当及时开展伦理审查，提供审查意见；对已批准的研究项目进行定期跟踪审查，受理受试者的投诉并协调处理，确保项目研究不会将受试者置于不合理的风险之中。

（2）伦理委员会在开展伦理审查时，可以要求研究者提供审查所需的材料、知情同意书等文件以及修改的研究项目方案，并根据职责对研究项目方案、知情同意书等文件提出伦理审查意见。

（3）伦理委员会的委员应当签署保密协议，承诺对所承担的伦理审查工作履行保密义务，对所受理的研究项目方案、受试者信息以及委员审查意见等保密。

（4）伦理委员会应当建立伦理审查工作制度或者操作规程，保证伦理审查过程独立、客观、公正。伦理委员会委员与研究项目存在利害关系的，应当回避；伦理委员会对与研究项目有利害关系的委员应当要求其回避。

（5）医疗卫生机构应当在伦理委员会设立之日起 3 个月内向本机构的执业登记机关备案，并在医学研究登记备案信息系统登记。医疗卫生机构还应当于每年 3 月 31 日前向备案的执业登记机关提交上一年度伦理委员会工作报告。伦理委员会备案材料包括：①人员组成名单和每位委员工作简历；②伦理委员会章程；③工作制度或者相关工作程序；④备案的执业登记机关要求提供的其他相关材料。以上信息发生变化时，医疗卫生机构应当及时向备案的执业登记机关更新信息。

（6）伦理委员会应当配备专（兼）职工作人员、设备、场所等，保障伦理审查工作顺利开展。

（二）涉及人的生物医学研究的伦理审查概况

1. 伦理审查的申请 伦理审查的申请是伦理审查的首要程序。《办法》第十九条规定：涉及人的生物医学研究项目的负责人作为伦理审查申请人，在申请伦理审查时应当向负责项目研究的医疗卫生机构的伦理委员会提交下列材料：①伦理审查申请表；②研究项目负责人信息、研究项目所涉及的相关机构的合法资质证明以及研究项目经费来源说明；③研究项目方案、相关资料，包括文献综述、临床前研究和动物实验数据等资料；④受试者知情同意书；⑤伦理委员会认为需要提交的其他相关材料。

2. 伦理审查的依据 伦理委员会对涉及人的生物医学研究的伦理审查要依据国内外颁布的有关文件规定和要求。其中，主要的国际文件有：《赫尔辛基宣言》；国际医学科学组织与世界卫生组织（CIOMS/WHO）制定的《涉及人的生物医学研究国际伦理准则》；WHO 制定的《药物临床试验管理规范》《生物医学研究审查伦理委员会操作指南》《传统医学研究和评价方法指南》《伦理审查工作的视察与评价——生物医学研究审查伦理委员会操作指南的补充指导原则》《GCP 手册：指南的补充》等。国内文件有：1998 年科技部与卫生部联合制定的《人类遗传资源管理暂行办法》；2003 年国家食品药品监督管理局制定的《药物临床试验质量管理规范》、卫生部制定的《人类辅助生殖技术和人类精子库伦理原则》、科技部与原卫生部合作制定的《人胚胎干细胞研究伦理指导原则》；2006 年卫生部制定的《人体器官移植技术临床应用管理暂行规定》；2007 年国务院颁布的《人体器官移植条例》；2016 年国家卫生计生委颁布的《涉及人的生物医学研究伦理审查办法》；2022 年国家药品监督管理局会同国家卫生健康委修订的《医疗器械临床试验质量管理规范》等。

3. 伦理审查的内容 按照《办法》第二十条规定，伦理审查的重点内容如下。

（1）研究者的资格、经验、技术能力等是否符合试验要求。

（2）研究方案是否科学，并符合伦理原则的要求。中医药项目研究方案的审查，还应当考虑其传统实践经验。

（3）受试者可能遭受的风险程度与研究预期的受益相比是否在合理范围之内。

（4）知情同意书提供的有关信息是否完整易懂，获得知情同意的过程是否合规恰当。

（5）是否有对受试者个人信息及相关资料的保密措施。

（6）受试者的纳入和排除标准是否恰当、公平。

（7）是否向受试者明确告知其应当享有的权益，包括在研究过程中可以随时无理由退出且不受歧视的权利等。

（8）受试者参加研究的合理支出是否得到了合理补偿；受试者参加研究受到损害时，给予的治疗和赔偿是否合理、合法。

（9）是否有具备资格或者经培训后的研究者负责获取知情同意，并随时接受有关安全问题的咨询。

（10）对受试者在研究中可能承受的风险是否有预防和应对措施。

（11）研究是否涉及利益冲突。

（12）研究是否存在社会舆论风险。

（13）需要审查的其他重点内容。

4. 伦理审查决定　按照《办法》规定，机构伦理委员会做出伦理审查决定时，应当遵循以下要求。

（1）应当对审查的研究项目做出批准、不批准、修改后批准、修改后再审、暂停或者终止研究的决定，并说明理由。伦理委员会做出决定应当得到伦理委员会全体委员的二分之一以上同意。伦理审查时应当通过会议审查方式，充分讨论达成一致意见。

（2）批准研究项目的基本标准是：①坚持生命伦理的社会价值；②研究方案科学；③公平选择受试者；④合理的风险与受益比例；⑤知情同意书规范；⑥尊重受试者权利；⑦遵守科研诚信规范。

（3）经伦理委员会批准的研究项目需要修改研究方案时，研究项目负责人应当将修改后的研究方案再报伦理委员会审查；研究项目未获得伦理委员会审查批准的，不得开展项目研究工作。

第三节　动物实验伦理

PPT

一、动物实验的含义与意义

（一）动物实验的含义

动物实验指在实验室内，为了获得有关生物学、医学等方面的新知识或解决具体问题而使用动物进行的科学研究。动物实验必须由经过专业培训的具备研究学位或专业技术人员实施或指导实施。动物实验是利用生物学、医学的手段在标准的实验动物身上进行的科学研究，观察实验过程中实验动物器官组织的形态变化、功能改变及其发生发展规律，以寻求生命科学中未知问题答案的活动。

在生物医学研究中，往往先在实验动物身上进行充分的实验验证，动物实验的数据可以为后续的临床试验提供重要的参考依据，减少临床试验过程中受试者的风险。因此，动物实验是生物医学发展的基础和条件。

（二）动物实验的意义

1. 动物实验的特点　动物实验有以下特点：首先，它具有简化、纯化的作用，使用实验动物模拟人类某种疾病现象，可以利用实验方法突出研究的主要因素，排除或控制次要因素，从而有利于揭示人类疾病的本质和规律。其次，动物实验周期较短，经济、可靠、易重复且便于验证和推广。

2. 动物实验的重要性 纵观20世纪，医学领域取得如此光辉的成就，在很大程度上依赖于动物实验的发展。公众也认识到了动物实验是人类获得知识和健康所必不可少的。因此，人们崇敬地将实验动物称为人类的"替难者"。

3. 动物实验的概况 20世纪开始，随着生命科学的迅速发展，实验动物需求量与日俱增。据统计，全球每年用于生物医学研究的实验动物约10亿只。灵长类动物黑猩猩，因与人类在基因上有超过98%的相似性，曾被用于小儿麻痹疫苗研究的模型实验动物，这一度导致印度的猕猴族群减少了10%。目前，和人类在基因上有80%相似性的啮齿类动物如小鼠、大鼠使用量占实验动物的90%以上。实验动物为人类承担"神农尝百草"的风险，但实验动物使用缺乏基本的伦理关怀，使得动物实验的伦理问题长期以来一直备受争议。动物也是生命，也有生存的基本权利。人类也逐渐认识到应尊重生命善待动物，为此，很多国家建立了相关的法律法规以规范研究者在动物实验过程中人道地、科学地对待实验动物。

二、动物实验的伦理要求

对于生物医学的发展，不可否认的是动物实验是必不可少的，但残忍的动物实验方法绝对是要被限制的。目前，国际上通常将"3R原则"作为进行动物实验的基本原则。

（一）减少

减少（reduction）指在科学研究中，使用较少量的动物获取同样多的实验数据或使用一定数量的动物能获得更多实验数据的科学方法。减少的目的不是为了降低实验成本，而是尽量用最少的动物达到实验目的，是对动物的保护。

（二）替代

替代（replacement）指使用其他方法而不用动物所进行的实验，以达到同样的研究目的，或是使用没有知觉的实验材料代替以往使用活的动物进行实验的一种科学方法。

（三）优化

优化（refinement）指在符合科学原则的基础上，通过改进条件，善待动物，提高动物福利，或完善实验程序和改进实验技术，避免或减轻给动物造成的与实验目的无关的疼痛和紧张不安的科学方法。

目标检测

答案解析

一、最佳选择题

A1 型题

1. 动物实验的"3R原则"不包括（　）

    A. reduction   B. replacement   C. refinement

    D. reform   E. 以上全不包括

2. 关于临床科研实施中的道德要求的说法，不正确的是（　）

    A. 临床科研设计要建立在坚实的业务知识和统计学知识的基础上

    B. 要坚持科学的方法为指导，使之具有严格性、合理性和可行性

C. 要严格按照设计要求，实验步骤和操作规程进行实验，切实完成实验的数量和质量

D. 客观分析综合实验所得的各种数据，既不能主观臆造，也不可任意去除实验中的任何阴性反应

E. 有些科研课题的设计可以缺少对照组，可以不必遵循随机的原则

3. 制定有关人体试验的基本原则的是（　　）

    A. 《纽伦堡法典》   B. 《赫尔辛基宣言》

    C. 《希波克拉底誓言》   D. 《大医精诚》

    E. 《伤寒杂病论》

4. 人体试验的道德原则，下列哪一项不正确（　　）

    A. 符合患者健康高于医学目的原则   B. 符合医学目的的原则

    C. 符合知情同意的原则   D. 符合医学发展第一的原则

    E. 符合受试者利益的原则

5. 在临床医学研究中，对待受试者的正确做法是（　　）

    A. 对受试者的负担不可以过分强调

    B. 对受试者的受益要放在首要位置考虑

    C. 对受试者的负担和受益要公平分配

    D. 需要特别关照参加试验的重点人群的负担

    E. 对参加试验的弱势人群的权益可以不必太考虑

6. 在临床医学研究中必须尊重受试者的知情同意权，下面做法中错误的是（　　）

    A. 必须获得受试者的知情同意

    B. 无行为能力者需获得代理同意

    C. 获得同意前需要用受试者能够理解的语言向受试者提供基本的信息

    D. 禁止用欺骗的手法获得受试者同意

    E. 可以利诱受试者，让他同意

7. 在临床医学研究中应切实保护受试者的利益，下列哪一项不正确（　　）

    A. 试验研究前必须经过动物实验

    B. 试验研究前必须制定严密科学的计划

    C. 试验研究前必须有严格的审批监督程序

    D. 试验研究前必须详细了解患者身心情况

    E. 试验研究结束后必须做出科学报告

8. 在临床医学研究中，可以获得意外损伤赔偿是指（　　）

    A. 可预见的不良反应可以接受赔偿

    B. 意外损伤者或死亡者家属有权获得因试验意外损伤而应得的公平赔偿

    C. 因参加试验而意外受损伤者有权力要求获得高额赔偿

    D. 死亡者家属是无权力要求获得赔偿的

    E. 对可预见的不良反应可以酌情给予赔偿

9. 被允许使用安慰剂和双盲法进行人体试验时，最应注意解决的问题是（　　）

    A. 是否有利于医学科研攻关   B. 是否有利于社会发展进步

    C. 受试者是否知情   D. 受试者是否同意

    E. 受试者利益是否受损害

A3 型题

10. 某研究者，为了验证氯霉素对伤寒的疗效，在 408 例伤寒患者中进行对照实验，其中 251 例用氯霉素治疗，其余 157 例不用。结果使用组 251 人中死亡 20 人，病死率 7.07%，未用组 157 人中死亡 36 人，病死率 22.8%，已有结论被证实。在临床医学研究中，对受试者应该做到的是（ ）

   A. 以科学利益放在第一位，患者利益放在第二位

   B. 危重患者和病情发展变化快的患者不应被使用安慰剂

   C. 在医学研究中，即使患者病情恶化也不可以中断实验

   D. 为了更好地获得实验数据，可以对患者说谎，可以不解答患者的疑问

   E. 在医学研究中，不必一味坚持知情同意

二、思考题

从 1932 年到 1972 年，美国研究人员随访了 400 名贫穷的患了梅毒的美国黑人，以观察他们的疾病是怎样发展的。在 50 年代，青霉素已经普遍使用，而且价钱并不昂贵，但是研究人员也不对他们采用青霉素治疗，而是给予安慰剂。这样做的最大好处是，能观察到不用药物梅毒会怎样发展。

思考：

研究人员的上述做法能否被伦理所接受？（要点提示：结合医学科研的伦理规范进行分析。）

（蔡　瑜）

书网融合……

本章小结　　　　　微课　　　　　题库

第九章　医学新技术研究与应用伦理

>> **情境导入**

　　情境描述　小玲的父亲脾气暴躁，经常殴打她和母亲。小玲20岁时，母亲去世前告诉她，她不是父亲的亲生女儿，而是异源人工授精儿。此后一段时间，小玲执意要寻找她的"生身"父亲。她通过各种办法找到了母亲的病历，也打听到了精子提供者，她想要见"生父"，但都被回绝。小玲觉得自己只是因几滴精液而出生，没有人考虑她的感情，她对精子库非常痛恨。

　　讨论　1. 异源人工授精出生的后代对自己的生物学出身是否有知情权？

　　　　　2. 如法律制度不能支持异源人工授精后代希望得到真相的主张，那么该如何避免对其造成伤害呢？

第一节　人类辅助生殖技术伦理

PPT

一、人类辅助生殖技术概述

（一）人类辅助生殖技术的含义

　　人类辅助生殖技术（assisted reproductive technology，ART），是指运用医学技术和方法代替自然的人类生殖过程的某一步骤或全部步骤的手段，对配子、合子、胚胎进行人工操作，以受孕为目的的技术。目前，人类辅助生殖技术主要用于治疗或弥补不育、不孕缺陷的问题，当前临床上运用的人类生殖技术主要包括人工授精（artificial insemination，AI）、体外受精-胚胎移植（in vitro fertilizationan embryo transfer，IVF-ET）、卵胞质内单精子注射（intracytoplasmic sperm injection，ICSI）、胚胎植入前遗传学诊断（pre-implantation genetic diagnosis，PGD）、精液冷冻、胚胎冷冻、克隆（clone）等技术。

（二）人类辅助生殖技术的分类

　　1. 人工授精（artificial insemination，AI）　人工授精是指收集丈夫或自愿献精者的精液，由医师注入女性生殖道，以达到受孕目的的辅助生殖技术。根据精液的来源可分两类，同源人工授精（artificial insemination of husband，AIH）和异源人工授精（artificial insemination donor，AID）。前者又称夫精人工授精或同质人工授精，使用的是丈夫的精液；后者又称他精人工授精或异质人工授精，使用的是自愿献精者的精液。根据授精部位不同，人工授精技术又分为阴道内人工授精（IVI）、宫颈管内人工授精（ICI）、宫腔内人工授精（IUI）和输卵管内人工授精（IFI）等。近年由于冷冻技术在这个领域中的运用，人们可以把精液冷冻在 $-196.5℃$ 的液态氯中长期保存，于是，诞生了储存精子的机构——精子库（sperm bank），或被称为"精子银行"。

1770 年，英国外科医师约翰·亨特（John Hunter）首次在人类身上实施夫精人工授精术。1844 年，他精人工授精开始在临床上使用。到 20 世纪 50 年代，在临床上得以广泛应用。1953 年，美国首先使用低温储存的精液进行人工授精获得成功。1983 年，我国原湖南医学院（现中南大学湘雅医学院）生殖工程研究组用冷冻精液进行人工授精取得成功，婴儿顺利分娩。1984 年，原上海第二医学院（现上海交通大学医学院）用洗涤过的丈夫精子施行人工授精获得成功。1986 年，原青岛医学院（现青岛大学医学院）曾经建成我国首座人类精子库。

2. 体外受精（in vitro fertilization，IVF）　体外受精是指用人工方法让精子和卵子在体外受精和发育，后移植到子宫内妊娠的过程。体外受精代替了自然生殖过程的性交、受精和自然植入子宫三个步骤。目前，在体外完成人类胚胎和胎儿的全部发育过程还只是一个设想。可以做到的是，把发育到一定程度的胚胎移植到母体子宫中，进一步发育直到诞生。因此，体外受精和胚胎移植技术总是结合在一起应用的。由于受精是在实验室的试管中进行，通过这种方式诞生的婴儿，通常又被称为"试管婴儿"。由于可以激发排卵，受精卵的数目可能超过移植的需要，在这个领域同样可以使用冷冻技术，于是诞生了冷冻卵子库和冷冻胚胎库。

1978 年 7 月 25 日，在英国的兰开夏奥德姆医院诞生了世界上第一个"试管婴儿"，名字叫路易斯·布朗（Luis Brown）。我国首例试管婴儿于 1988 年 3 月 10 日在原北京医科大学（现北京大学医学部）第三医院平安诞生。这被称为第一代试管婴儿技术，后出现第二代（卵浆内单精子注射）、第三代（胚胎着床前遗传病诊断）试管婴儿技术，并在临床上运用。

3. 代孕母亲　"代孕母亲"又被译成"代理孕母（surrogate mother）"，是伴随人工授精和体外受精技术在临床上的运用而出现的代妊娠的妇女。代孕母亲使用的是自己的或捐献者的卵子和委托人或捐献者的精液，通过人工授精或体外受精技术，由代孕母亲妊娠，经过足月妊娠后，所生下的孩子交给委托方抚养。根据胎儿与孕母之间有无遗传关系，可将代孕母亲分为"遗传代孕母亲"和"妊娠代孕母亲"两种。遗传代孕母亲不仅提供子宫也提供卵子；妊娠代孕母亲不提供卵子，只替代怀孕过程

代孕技术从 20 世纪 70 年代开始出现在美国，美国的许多州成立了代孕技术中心。在我国，2003 年卫生部实施的《人类辅助生殖技术管理办法》规定：医疗机构和医务人员不得实施任何形式的代孕技术。

4. 卵胞质内单精子注射术（intracytoplasmic sperm injection，ICSI）　卵胞质内单精子注射，即所谓第二代试管婴儿，该技术借助显微操作系统将单一精子直接注射入成熟卵子内使其受精，对精子浓度、活动度、形态等参数要求低，仅需数个精子即可获得较高的受精率、胚胎移植率，利用附睾和睾丸的精子也能取得和正常精子相似的妊娠率。因此，ICSI 技术的发展使少弱精子症、无精子症等方面的治疗取得了突破性进展，已成为严重男性不育患者的最有效治疗方法。

5. 无性生殖（asexual reproduction）　无性生殖又叫克隆技术（clone），该技术能取出高等动物的成体细胞，将其携带遗传信息的细胞核植入去核的卵母细胞中，利用微电流刺激使两者融合为一体，然后促使这一新细胞分裂繁殖发育成胚胎，当胚胎发育到一定程度后，再植入动物子宫，经过生长发育便可产下与提供细胞核者基因相同的动物。

从克隆的目的来讲，克隆技术可以分为两个方面，即治疗性克隆与生殖性克隆，治疗性克隆是一种人工诱导的无性生殖方式。该技术过程是先将含有遗传物质的供体细胞的细胞核移植到去除了细胞核的

卵细胞中，克隆出用以移植的人体器官，生殖性克隆是克隆出完整的个体生命——人。

1997 年 2 月，英国罗斯林研究所克隆出"多莉"（Dolly）羊，从一只母羊体内提取一个卵细胞，去掉细胞核，制成具有生物活性但无遗传物质的卵"空壳"，再从另一只母羊的乳腺中取出一个普通的组织细胞，与上述无遗传物质的卵细胞融合，生成一个含有新的遗传物质的卵细胞。这个卵细胞分裂发育成一个胚胎，到一定程度时，将其植入一头母羊子宫。母羊怀孕生下了"多莉"。这一巨大进展在理论上证明了分化了的动物细胞核同植物细胞一样具有全能性，在分化过程中，细胞核中的遗传物质没有不可逆变化；在实践上证明了利用体细胞进行动物克隆的技术是可行的。2003 年 2 月，兽医检查发现"多莉"患有严重的进行性肺病，研究人员对它实施了安乐死。正值壮年的多莉死于肺部感染，而这是一种老年绵羊的常见疾病。据透露，以前多莉还被查出患有关节炎，这也是一种老年绵羊的常见疾病。此后人们自然想到了"克隆人"，并由此引发了一场关于克隆人的道德争论。

6. 胚胎植入前遗传学诊断（pre‑implantation genetic diagnosis，PGD） 胚胎植入前的遗传学诊断即第三代试管婴儿技术，第三代试管婴儿技术是在常规试管婴儿的基础上，对获得的胚胎进行遗传学方法检测，在专业医生的指导下挑选合适的胚胎移植入母体子宫，以防止遗传性疾病患儿的出生。第三代试管婴儿技术应用至今已有 20 余年的历史，目前通过第三代试管婴儿技术可检测上百种疾病，它们包括染色体异常、单基因遗传病或性连锁疾病，如染色体平衡易位、罗氏易位、血友病、多囊肾、克氏征等。随着检测技术及基因诊断的发展，第三代试管婴儿 PGD 技术对优生工作起到越来越重要的作用。

二、人类辅助生殖技术的伦理争论

（一）辅助生殖技术的伦理价值

1. 治疗不孕不育 发展生殖技术的初衷就是为了解决不孕不育问题，"辅助"生殖是其最基本的价值。临床上已经运用的辅助生殖技术有着具体不同的价值，人工授精技术主要解决男性的不育问题：AIH 适用于男性性功能异常、不能进行正常性交者，或适用于男性精液中轻度少精、弱精或其他轻度男性不育者；AID 适用于男性精液中无精子或男女为同一染色体隐性杂合体者。不孕不育夫妇承受着来自自身、家庭、社会的巨大心理压力。《中华人民共和国人口和计划生育法》规定，生育是公民的权利。通过生殖技术帮助他们生儿育女，不仅可以治疗不育症，也有利于改善夫妻关系，稳定家庭结构。

2. 实现优生优育 对于一方或双方具有遗传病的夫妇，挑选他人的优质精子和卵子进行人工授精和体外受精，既可以实现消极优生（即避免有遗传病个体诞生），又可以达到积极优生（让智力、体力更加"优秀"个体诞生）。第三代试管婴儿技术，通过胚胎筛选预防遗传病，将有遗传病的夫妇通过体外受精发育成的胚胎进行筛选，将没有遗传病基因的胚胎移植到女方的子宫里，从而预防遗传病，有效地帮助人们实现优生优育的愿望，是一种积极的优生技术。

3. 提供"生殖保险" 利用现代技术把生殖细胞或受精卵、胚胎进行冷冻保存，随时可以取用进行人工授精或体外受精‑胚胎移植来生育孩子。一旦一对夫妇的子女不幸夭折，而这对夫妇此时已经失去了生育能力，便可取用冷冻的生殖细胞、受精卵、胚胎进行人工授精或体外受精‑胚胎移植，再生育一个孩子。其他因各种原因导致失去生育能力的夫妇，都可以将自己的精液冷藏于精子库中，作为生育保险。

（二）辅助生殖技术引发的主要伦理问题

1. 如何确定配子、合子和胚胎的道德地位 辅助生殖技术的发展使得精子、卵子、受精卵以及胚胎的道德地位备受争议。生殖技术使用的精子、卵子、受精卵和胚胎是否具有独立道德地位？它们是否属于提供者的财产或身体的一部分？提供者可否因此索取报酬？代孕妇女是否可以提供有偿代孕服务？如果获得报酬是否属于变相的商业买卖？提供人类辅助生殖技术的医疗机构给予有关当事人补偿是否属于变相的商业化？与此相联系的系列敏感棘手问题应运而生。

2. 家庭人伦关系的确定 辅助生殖技术的出现打破了以血缘为纽带的传统家庭关系模式。人工授精、体外受精－胚胎移植、代孕等技术的发展，使得精子、卵子的来源及孕体可以不同，这就出现了遗传学上的母亲、代孕母亲、抚养母亲、遗传学上的父亲和抚养父亲等多角色关系，部分角色之间还会重叠从而形成多重复合的亲子关系，例如母亲为女儿代孕，姐姐为妹妹代孕，因而出现家庭角色的并存与重合，家庭利益关系复杂化，进而对社会关系产生影响。现在生殖技术主要用于不育不孕症的患者，但难以避免的是未婚男女、同性恋者可以通过生殖技术生儿育女，这样会对已有的家庭模式、孩子的成长、人伦关系等产生前所未有的挑战。

3. 自然法则可否违背 生殖技术合乎伦理的基础是生殖自然法则：凡是符合自然法则的，就被认为是道德的，凡是不符合自然法则的，就被认为是不道德的。在人类遗传学和生殖生物学中，迄今为止一直遵守着一条法则，即由父母通过性细胞中遗传物质 DNA 的结合而产生子代。而生殖技术切断了生儿育女和婚姻的联系，同时把人类分成技术繁殖的和自然繁殖的两类，是否是在挑战生殖的自然法则呢？生殖技术还可能导致近亲婚配。在生殖技术应用中，对精子、卵子的捐献者通常是保密的，这样，就存在着献精者、献卵者、人工授精后代、试管婴儿后代相互之间近亲婚配的可能。而人类两性关系发展的历史早已证明，近亲通婚往往容易将双方生理上的缺陷传给后代。

4. 错用或滥用的可能 "错用"是指生殖技术操作者的动机原本是好的，但其效果却存在种种伦理问题。例如，瑞典一对不育的白人夫妇，经医生诊断发现，男子没有生育能力，于是，女方成功接受人工授精术，不料诞生的孩子却是黑皮肤，其原因是精子库工作人员失误导致她接受了一名黑种人的精子，从而生下一名混血女婴。"滥用"是指生殖技术操作者的动机本身就不纯正，从而导致实施生殖技术而引发种种伦理问题。人们反对无性生殖的一个重要理由就是担心被滥用。如果犯罪分子利用无性生殖技术复制与自己相同的人，会加大对社会的危害。

5. 后代的知情权问题 辅助生殖技术中，一直采用保密的原则，保密原则的目的在于保护后代隐私权，保护父母隐私权，防止供方要求家长权利等。

（三）人的生殖性克隆技术的伦理争论

克隆技术分为生殖性克隆技术和治疗性克隆技术。生殖性克隆是争论较大的，支持克隆技术者认为，生殖性克隆技术可以用于弥补不育缺陷，可以用于预防性优生，有利于疾病治疗或器官移植等。反对克隆技术者认为，生殖性克隆技术是对人权和人的尊严的挑战，违反了生物进化的自然发展规律，克隆人技术不完善性和低成功率，将直接威胁克隆人的生命质量和安全，克隆人本身将承受巨大的痛苦等。克隆人的身份难以认定，有悖于人类现行的伦理法则，将会使社会结构受到巨大的冲击，目前主流价值否定人的生殖性克隆技术。世界各国包括我国均禁止进行生殖性克隆人的任何研究。

三、人类辅助生殖技术的伦理原则

为安全、有效、合理地实施人类辅助生殖技术，保障个人、家庭以及后代的健康和利益，维护社会公益，2003 年卫生部颁布了《人类辅助生殖技术伦理原则》，并制定以下伦理原则。

1. 有利于患者的原则 ①综合考虑患者病理、生理、心理及社会因素，医务人员有义务告知患者目前可供选择的治疗手段、利弊及其所承担的风险，在患者充分知情的情况下，提出有医学指征的选择和最有利于患者的治疗方案。②禁止以多胎和商业化供卵为目的的促排卵。③不育夫妇对实施人类辅助生殖技术过程中获得的配子、胚胎拥有其选择处理方式的权利，技术服务机构必须对此有详细的记录，并获得夫、妇或双方的书面知情同意。④患者的配子和胚胎在未征得其知情同意情况下，不得进行任何处理，更不得进行买卖。

2. 知情同意的原则 ①人类辅助生殖技术必须在夫妇双方自愿同意并签署书面知情同意书后方可实施。②医务人员对人类辅助生殖技术适应证的夫妇，须使其了解：实施该技术的必要性、实施程序、可能承受的风险以及为降低这些风险所采取的措施、该机构稳定的成功率、每周期大致的总费用及进口、国产药物选择等与患者做出合理选择相关的实质性信息。③接受人类辅助生殖技术的夫妇在任何时候都有权提出中止该技术的实施，并且不会影响对其今后的治疗。④医务人员必须告知接受人类辅助生殖技术的夫妇及其已出生的孩子随访的必要性。⑤医务人员有义务告知捐赠者对其进行健康检查的必要性，并获取书面知情同意书。

3. 保护后代的原则 ①医务人员有义务告知受者，通过人类辅助生殖技术出生的后代与自然受孕分娩的后代享有同样的法律权利和义务，包括后代的继承权、受教育权、赡养父母的义务、父母离异时对孩子监护权的裁定等。②医务人员有义务告知接受人类辅助生殖技术治疗的夫妇，他们对通过该技术出生的孩子（包括对有出生缺陷的孩子）负有伦理、道德和法律上的权利和义务。③如果有证据表明实施人类辅助生殖技术将会对后代产生严重的生理、心理和社会损害，医务人员有义务停止该技术的实施。④医务人员不得对近亲间及任何不符合伦理、道德原则的精子和卵子实施人类辅助生殖技术。⑤医务人员不得实施代孕技术。⑥医务人员不得实施胚胎赠送助孕技术。⑦在尚未解决人卵胞质移植和人卵核移植技术安全性问题之前，医务人员不得实施以治疗不育为目的的人卵胞质移植和人卵核移植技术。⑧同一供者的精子、卵子最多只能使 5 名妇女受孕。⑨医务人员不得实施以生育为目的的嵌合体胚胎技术。

4. 社会公益原则 ①医务人员必须严格贯彻国家人口和计划生育法律法规，不得对不符合国家人口和计划生育法规和条例规定的夫妇和单身女性实施人类辅助生殖技术。②根据《母婴保健法》，医务人员不得实施非医学需要的性别选择。③医务人员不得实施生殖性克隆技术。④医务人员不得将异种配子和胚胎用于人类辅助生殖技术。⑤医务人员不得进行各种违反伦理、道德原则的配子和胚胎实验研究及临床工作。

5. 保密原则 ①互盲原则，即凡使用供精实施的人类辅助生殖技术，供方与受方夫妇应保持互盲、供方与实施人类辅助生殖技术的医务人员应保持互盲、供方与后代保持互盲。②机构和医务人员对使用人类辅助生殖技术的所有参与者（如卵子捐赠者和受者）有实行匿名和保密的义务。匿名是藏匿供体的身份，保密是藏匿受体参与配子捐赠的事实以及对受者有关信息的保密。③医务人员有义务告知捐赠者不可查询受者及其后代的一切信息，并签署书面知情同意书。

6. 严防商业化的原则 ①医疗机构和医务人员对要求实施人类辅助生殖技术的夫妇，要严格掌握适应证，不能受经济利益驱动而滥用人类辅助生殖技术。②供精、供卵只能是以捐赠助人为目的，禁止买卖，但是可以给予捐赠者必要的误工、交通和医疗补偿。③对实施辅助生殖技术后剩余的胚胎，由胚胎所有者决定如何处理，但禁止买卖。

7. 伦理监督的原则 ①为确保以上原则的实施，实施人类辅助生殖技术的机构应建立生殖医学伦理委员会，并接受其指导和监督。②生殖医学伦理委员会应由医学伦理学、心理学、社会学、法学、生殖医学、护理学专家和群众代表等组成。③生殖医学伦理委员会应依据上述原则对人类辅助生殖技术的全过程和有关研究进行监督，开展生殖医学伦理宣传教育，并对实施中遇到的伦理问题进行审查、咨询、论证和建议。

四、人类精子库的伦理原则

为了保障供精者和受者个人、家庭、后代的健康和权益，维护社会公益，促进人类精子库安全、有效、合理地采集、保存和提供精子，人类精子库管理需要遵循如下原则。

1. 有利于供、受者的原则

（1）严格对供精者进行筛查，精液必须经过检疫方可使用，以避免或减少出生缺陷，防止性传播疾病的传播和蔓延。

（2）严禁用商业广告形式募集供精者，要采取社会能够接受、文明的形式和方法，应尽可能扩大供精者群体，建立完善的供精者体貌特征表，尊重受者夫妇的选择权。

（3）应配备相应的心理咨询服务，为供精者和自冻精者解决可能出现的心理障碍。

（4）应充分理解和尊重供精者和自冻精者在精液采集过程中可能遇到的困难，并给予最大可能的帮助。

2. 知情同意的原则

（1）供精者应是完全自愿地参加供精，并有权知道其精液的用途及限制供精次数的必要性（防止后代血亲通婚），应签署书面知情同意书。

（2）供精者在心理、生理不适或其他情况下有权终止供精，同时在适当补偿精子库筛查和冷冻费用后，有权要求终止使用已被冷冻保存的精液。

（3）需进行自精冷冻保存者也应在签署知情同意书后，方可实施自精冷冻保存。医务人员有义务告知自精冷冻保存者采用该项技术的必要性、目前的冷冻复苏率和最终可能的治疗结果。

（4）精子库不得采集、检测、保存和使用未签署知情同意书者的精液。

3. 保护后代的原则

（1）医务人员有义务告知供精者，对其供精出生的后代无任何权利和义务。

（2）建立完善的供精使用管理体系，精子库有义务在匿名的情况下，为未来人工授精后代提供有关医学信息的婚姻咨询服务。

4. 社会公益原则

（1）建立完善的供精者管理机制，严禁同一供精者多处供精并使 5 名以上妇女受孕。

（2）不得实施无医学指征的 X、Y 精子筛选。

5. 保密原则

（1）为保护供精者和受者夫妇及所出生后代的权益，供者和受者夫妇应保持互盲，供者和实施人类辅助生殖技术的医务人员应保持互盲，供者和后代应保持互盲。

（2）精子库的医务人员有义务为供者、受者及其后代保密，精子库应建立严格的保密制度并确保实施，包括冷冻精液被使用时应一律用代码表示，冷冻精液的受者身份对精子库隐署等措施。

（3）受者夫妇以及实施人类辅助生殖技术机构的医务人员均无权查阅供精者真实身份的信息资料，供精者无权查阅受者及其后代的一切身份信息资料。

6. 严防商业化的原则

（1）禁止以盈利为目的的供精行为。供精是自愿的人道主义行为，精子库仅可以对供者给予必要的误工、交通和其所承担的医疗风险补偿。

（2）人类精子库只能向已经获得卫生部人类辅助生殖技术批准证书的机构提供符合国家技术规范要求的冷冻精液。

（3）禁止买卖精子，精子库的精子不得作为商品进行市场交易。

（4）人类精子库不得为追求高额回报降低供精质量。

7. 伦理监督的原则

（1）为确保以上原则的实施，精子库应接受生殖医学伦理委员会的指导、监督和审查。

（2）生殖医学伦理委员会应依据上述原则对精子库进行监督，并开展必要的伦理宣传和教育，对实施中遇到的伦理问题进行审查、咨询、论证和建议。

第二节　人体器官移植伦理 微课

PPT

一、人体器官移植概述

（一）人体器官移植的含义

器官移植是指用一个具有完好功能的器官置换由于疾病等原因被损坏而无法医治的器官来抢救患者生命的医疗技术。在临床上，人们习惯将提供器官的人称为器官供体，将接受器官的患者称为器官受体。

（二）人体器官移植的分类

若器官供体和器官受体是同一个人，则称自体移植；供体与受体虽非同一人，但供受体有着完全相同的遗传素质（即同卵双生子），被称为同质移植。人与人之间的移植被称为同种移植；将动物器官移植给人，则被称为异种移植。

二、人体器官移植的伦理争论

（一）人体器官移植的道德完整性质疑

1. 器官受体人格是否具有完整性　英国哲学家洛克在其名著《人类理解论》中有一个著名的命题：如果一个王子和一个鞋匠互换灵魂，那么王子和鞋匠谁是谁？在器官的更换上，人们也会产生相同的疑问：一个人接受了别人的器官，他还是原来的那个人吗？他的个性或人格是否会受到影响？这涉及人体器官移植技术对人的尊重问题，即是否符合"尊重原则"。一般来说，器官移植虽然对身体的某些部分进行了更换，但这种更换因为融入了原有身体，并未对生命产生本质性的改变，影响对身体归属的认定，就目前来看，医学界尚未有接受异体器官的人性格上有改变的报告。另外，人体器官移植的道德完满性质疑还包括胎儿器官应用导致的"胎儿是不是人；应用胎儿器官组织及细胞等是否需要强调知情同意；出于治疗目的培养胎儿是否道德；胎儿器官组织及细胞的产业化是否合乎道德"等问题。

2. 器官移植费用过于昂贵　器官移植手术的研究开发费用非常高，社会为此投入了大量的人力、物力和财力。器官移植的费用远高于一般医疗技术。整个移植手术过程中，从检查、手术到术后的抗排异，每个环节都要花费大量的金钱。费用的高昂使许多患者只能望而兴叹，如此高昂的费用，低收入的家庭往往难以承受。因此，器官移植手术的得益者一般是中等收入以上的家庭和享有医疗保险的人。穷人、无医疗保险的人不以负债累累为代价则很难得到。要么使这种技术成为有钱人的特权，要么需要社会和政府的救助。因此，难免有人会提出疑问：一个社会出巨资发展这种昂贵技术是否合理？如果不能降低器官移植技术的费用，后续发展是不是医学的误区？就目前而言，器官移植到底能够多大程度上满足人类的健康需要呢？高昂的费用使许多人不敢问津，即使有足够的经济能力，使用器官移植技术的患者过得也并不轻松，因为在手术完成后，患者需要终身服用免疫抑制药物来维持生命。而且，器官移植不是每例都能成功的，失败的案例也不少。患者花费了高昂的费用，面对的却是一个充满风险的结果，是否符合医学伦理学中的"有利"和"不伤害"原则呢？人体器官是一种稀缺资源，怎样分配涉及公平公正的伦理问题，即是否符合"公正原则"？以上这些问题都值得深思。

3. 患者从器官移植的受益多少值得评估　得到器官移植的患者真的都是幸运儿吗？由于器官移植的成功率远不像媒体报道的那么乐观，实际上有些器官接受者没能活多久，有的则死于以后的排斥期，还有的死于无法克服的并发症。相对于患者承担的风险和经济负担，需要理性评估人体器官移植到底给患者带来了多大好处？患者是否清楚异种器官移植的后果以及在心理上接受问题，这涉及诊疗技术的有利和不伤害问题，即是否符合"有利原则"和"不伤害原则"的问题。

4. 移植器官的供不应求　人体器官移植技术问世后，面临的最大问题是供移植器官来源不足，愿意捐献器官的人寥寥无几。等待移植患者要从正常渠道获得器官非常困难，由此催生了许多社会问题。如器官买卖"黑市"的出现，因非法获取器官而产生的犯罪，部分人为获得经济利益出卖器官等。可供移植的器官奇缺是一个国际性问题，我国在大力发展人体器官移植技术的同时，由于社会支持系统尚需进一步完善，器官奇缺问题更为突出。这就带来如何使更多的符合人体器官移植适应证的患者得到救治、谁应优先获取可供移植的器官等棘手的伦理问题。

（二）器官来源的国际经验及伦理分析

1. 自愿捐献　因为器官来源严重不足，世界各国都在设计更好的制度以鼓励更多的人在死亡后捐献出自己的器官。该途径强调鼓励自愿和知情同意是收集器官的基本道德准则，被认为是最没有道德争议的器官来源途径。只要不反对通过器官移植救治患者，就会接受自愿捐献这种获取移植器官的途径。

2. 推定同意　尽管自愿捐献是收集器官最为理想的途径，但该途径不足以保证受体所需的器官供给。目前各个国家的器官捐献制度主要分为两种方式："明示同意"和"推定同意"。明示同意指器官捐献是在死者及其家属明确表示同意捐献后方能发生。推定同意指公民生前没有表示反对捐献器官，即视为自愿捐献器官，由政府授权给医师，允许他们从尸体上收集所需的组织和器官。"推定同意"有两种形式：一种是国家给予医师以全权来摘取尸体上有用的组织或器官，不考虑死者及其亲属的意愿；另一种是当不存在来自死者或家庭成员的反对时，才可进行器官收集。在实践中，每个国家根据自己的社会、医学和文化传统，决定本国移植器官的同意方式。但无论采用哪一种同意方式，都必须与该国的文化背景和社会传统紧密结合，才能取得良好的效果。

3. 器官买卖　这种途径认为，凡是稀少奇缺的东西都可以用商业化来解决供求上的不平衡，人体器官当然也不例外。支持器官买卖的主要论据是可以增加器官供应，缓和供需矛盾。支持的辅助论据还有可以缓和医务人员与供体家属的矛盾，因为如果器官供体可以得到金钱的回报，那么医务人员在摘取器官时的阻力和压力就会少很多。反对器官买卖的理由主要有：器官作为商品买卖是一种将器官物化的行为，将人的器官物化有损人的尊严；器官买卖利益巨大，为了谋取非法利益，器官买卖容易导致犯罪。器官买卖容易造成两极分化。因为在器官买卖中，器官费用高昂，享受高技术的只能是有钱人，而穷人则只能出卖器官，却没有能力购买器官进行移植挽救生命，这是一种极大的不公平。而且器官买卖无法达到真实的知情同意，因为金钱在整个交易过程中对出卖器官者是一种实质的诱惑，如果出卖器官者不是受到了压力或遇到了特别的经济困难，他不会选择出卖与自己健康紧密相关的器官。

目前，除了伊朗等个别国家外，各国几乎都反对器官商业化（commercialization of organs），立法禁止器官买卖。我国2007年5月1日施行的《人体器官移植条例》第三条规定："任何组织和个人不得以任何形式买卖人体器官，不得从事与买卖人体器官有关的活动。"目前，国际主流价值观都否定人体器官商业化。

4. 胎儿器官和"救星同胞"　胎儿器官（组织）移植一般不会出现明显的免疫排斥反应，临床上已有应用胚胎中枢神经组织移植治疗帕金森病和小脑萎缩的经验，也有利用胚胎脑组织移植治疗严重脑挫裂伤的成功尝试。但是也面临棘手的伦理：应用胎儿的器官、组织、细胞是否需要强调知情同意；胎儿是不是人；医生应该去问谁；出于治疗目的培育胎儿是否道德；胎儿器官、组织、细胞的产业化是否合乎道德等。

5. 异种器官　异种移植（xenotransplantation）是指将器官、组织或细胞从一个物种的体内取出植入另一个物种体内的技术。目前这项技术仍然处于研究状态，已经用于试验的动物种类有黑猩猩、狒狒、羊、牛、猪、仓鼠、兔等。异种器官作为有别于其他移植方式的一种新器官来源，和人体器官移植不同，异种动物之间的免疫排斥问题更为复杂，接受异种器官的人体风险更大。而且异种移植可能会把动物身上的疾病传递给人类，甚至诱发新的病毒。人类对动物病毒的感染没有免疫能力，一旦暴发，后果不堪设想。如果安全问题不能解决，作为一种风险大于受益的技术，异种器官移植带来的伦理问题更不可忽视。如患者在心理上能否接受一个动物的器官、社会对接受动物器官者可能会给予什么样的评价等等问题都反映着异种器官移植的诸多不确定性和风险性。

（三）器官分配的影响因素

器官分配（organ allocation）包括宏观分配与微观分配两个方面。宏观分配指国家如何将有限的卫生资源在器官移植和其他医学技术之间进行分配。但医学伦理学关注的主要是微观层面的分配，即一个稀缺的器官资源应该分配给哪一个患者进行移植；谁有权力决定；决定的标准是什么。微观层面的标准可分为两个方面，即医学标准与社会标准。在临床实践中，谁有权优先获取可供移植的器官，一般可考虑以下因素。

1. 医学标准 在进行某一例人体器官移植时，首先需要对接受者是否可以得到成功的治疗进行评估，评估的科学依据只能是医学标准，即器官移植的适应证和禁忌证，包括受体的年龄、健康状况、疾病状况、免疫相容性等因素。受者的生命质量状况、受者病情的严重程度和需要的迫切程度、供者与受者的配型相容性程度等是选择器官移植接受者的前提考虑因素，当一个可供移植的器官出现时，应该移植给适合接受它、让它能发挥效能的患者，这是器官分配的基本前提。如果这些医学标准不具备，就失去了器官移植的必要。医学标准包含的因素虽多，但很多都可以量化，因此在伦理上争议较小。

2. 捐献意愿 在符合医学标准的前提下，如果捐献者生前对捐献对象有过明确的表示，应该尊重其意愿。"捐献者意愿"具有至上性，不论是对于死后捐献者，还是对于活体捐献者，都应该尊重他们的捐献意愿。

3. 捐献事实 如果受体或其近亲属曾有过捐献器官的历史，那么在符合医学标准的前提下，可以优先获得可供移植的器官。当器官的捐献者及其家属成为器官移植的需要者时，应比一般的需要者优先。这一方面符合"等利交换"的公平原则，可以鼓励公众积极捐献器官，推动器官捐献数量的增加使更多的需要者从中受益。

4. 登记时序 在一般情况下，如果捐献者没有明确指定捐献器官给某个移植患者的具体意愿，而又有多个患者等待器官移植时，通常考虑的因素就是按照登记的先后顺序加以确定。登记的先后顺序，同一分配范围内，医学标准相等或相近，都没有优先条件，一个器官有多名患者等待，在这种情况下，"先来后到"无疑是最公平的方式。先登记的患者可以先获得器官进行移植。在现有技术条件下，器官离体保存的时间最长为24小时，因此，供体与受体的距离远近也是标准之一。如果双方距离太远，正常的交通条件24小时内无法到达，器官就会浪费。其余标准大致相等的前提下，捐献器官的供体所在医院可以优先获得器官用于本院其他患者，再按地域由近到远依次分配。

5. 年龄因素 原卫生部印发的《中国人体器官分配与共享基本原则和肝脏与肾核心移植政策》规定：12岁以下的儿童捐献者的肝脏优先分配给12岁以下的儿童肝移植等待者，18岁以下肝移植等待者如果出现一些规定的情况，可以被列入超紧急状态，优先匹配器官。肾脏疾病和透析治疗给18岁以下少年儿童正常的生长发育带来了严重的不良影响，应当尽早为18岁以下少年儿童进行根本性的治疗（肾移植手术）。因此，给予18岁以下肾移植等待者优先权。

6. 其他因素 受体情况，包括受体的地位作用、社会价值、经济支付能力、移植的科研价值，受者等待的时间，移植后的余年寿命，和捐赠者与受赠者所在地理位置的远近等，都可以作为决定器官分配的参考因素。这些社会因素只能作为辅助因素，不能作为优先选择的标准。因此，在医学标准基本相同、其他条件大致相当的前提下，余年寿命这种较客观的标准可以作为参考，地位作用与社会价值这种主观性太强，又容易引起争议的标准应尽量避免运用。

（四）器官的取得程序

1. 器官的取得要贯彻自愿和无偿原则 我国的法律法规不支持器官的有偿取得。《人体器官条例》规定人体器官捐献应当遵循自愿、无偿的原则；任何组织或者个人不得以任何形式买卖人体器官，不得从事与买卖人体器官有关的活动。从事人体器官移植的医疗机构实施人体器官移植手术，除向接受人按标准收取必需的费用外，不得收取或者变相收取所移植人体器官的费用。医疗机构应当严格按照国家规定的标准收费，严禁乱收费。医疗机构不得利用任何方式发布人体器官移植医疗广告。《刑法修正案（八）》也规定：任何人如果从事人体器官买卖或与之相关的活动，将被追究相应的刑事和行政责任。

2. 器官的取得要贯彻知情同意原则 医疗机构用于移植的人体器官必须经捐赠者书面同意。在摘取活体器官捐赠者捐赠的器官前，应当充分告知捐赠者及其家属摘取器官手术风险、术后注意事项、可能发生的并发症及预防措施等，并签署知情同意书。摘取尸体器官，应当在依法判定尸体器官捐献人死亡后进行。从事人体器官移植的医务人员不得参与捐献人的死亡判定。

3. 器官的取得要经过审查批准 医疗机构从事人体器官移植，必须申请办理人体器官移植诊疗科目登记。申请的医疗机构原则上为三级甲等医院，并具备相关条件。医疗机构开展器官移植必须经本机构的人体器官移植技术临床应用与伦理委员会（以下简称"伦委会"）审查同意。伦委会由医学、法学、伦理学等方面专家组成，其中从事人体器官移植的医学专家不超过委员人数的 1/4。尸体器官移植须经 2/3 以上委员同意，活体器官移植须经全体委员同意。伦委会不同意的，该例器官移植不得开展。

素质提升

感恩生命的馈赠

2017 年 11 月 22 日这天，不幸离世的郝女士，捐出了一个肝脏、两个肾脏、一个心脏、两个肺脏以及两个角膜，6 名因各种脏器功能衰竭的患者，盼到了苦苦等待、与身体相匹配的器官。当天下午，医护人员顺利完成 6 台大器官移植手术：1 台肝移植手术让肝癌患者不再苦苦煎熬，2 台肾移植手术挽救 2 名肾功能衰竭病患，1 台心脏手术让 20 岁马凡氏综合征患者"心跳如初"，2 台肺移植手术让 2 名尘肺病患者呼吸顺畅。还有 2 名失明患者即将迎来光明。移植团队主任梁延波教授说："随着理念改变以及宣传力度加强，自愿、无偿捐献器官，让生命以另外一种方式延续，正成为越来越多人的选择。"

三、人体器官移植的伦理原则

（一）人体器官移植的国际伦理原则

国际移植学会和国际肾病学会 2008 年 4 月 30 日至 5 月 2 日在土耳其伊斯坦布尔召开了国际峰会，发布了《伊斯坦布尔宣言》。该宣言规范尸体和活体器官捐献以应对器官买卖和交易，呼吁该领域的国际合作。世界卫生组织在 2010 年 5 月第 63 届世界卫生大会上通过了 WHO 63.22 号决议，制定了 11 条人体细胞、组织和器官移植指导原则。

1. 世界卫生组织人体细胞、组织和器官移植指导原则（WHO 63.22 号决议）
原则 1：为摘取器官的许可方式，将"明确同意"和"推定同意"都视为合法的方式，认为采取哪一种方式要取决于每个国家的社会、医学和文化传统，由政府当局负责定义根据国际伦理标准获得和记录细胞、组织和器官捐献的同意意见的程序、本国器官获得的组织方式。

原则2：规定了医生的回避。"确定潜在捐献人死亡的医生，不应直接参与从捐献人身上摘取细胞、组织或器官，或参与随后的移植步骤。这些医生也不应负责照料此捐献人的细胞、组织和器官的任何预期接受人"。目的是避免由此引起的利益冲突。

原则3：是对活体捐献的规定。要求活体捐献人一般应与接受人在基因、法律或情感上有关系。活体捐献必须在真实和充分知情抉择的前提下进行。

原则4：规定了对未成年人器官的摘取。整体上禁止以移植为目的摘取法定未成年人的细胞、组织或器官。能许可的主要例外是家庭成员间捐献可再生细胞（在不能找到具有相同治疗效果的成人捐献人情况下）和同卵双胞胎之间的肾脏移植（当避免免疫抑制可对接受人有足够的好处，而且没有可在未来对捐献人产生不利影响的遗传病时，方可作为例外）。但在任何可能情况下都应在捐献前获得未成年人的同意。且对未成年人适用的内容也同样适用于没有法定能力者。

原则5：是对器官买卖的禁止性规定。规定器官只可自由捐献，禁止买卖，但不排除补偿捐献人产生的合理和可证实的费用，包括收入损失；或支付获取、处理、保存和提供用于移植的人体细胞、组织或器官的费用。

原则6：规定了禁止通过商业性的方式征求器官，可以依据国内法规，通过广告或公开呼吁的方法鼓励人体细胞、组织或器官的无私捐献。禁止对细胞、组织或器官的商业性征求，这种商业性征求包括为细胞、组织或器官向个人、死者近亲或其他拥有者（如殡仪员）付款。该原则的对象既包括直接的购买者，也包括代理商和其他中间人。

原则7：规定了对商业性方式获得器官的进一步限制。如果用于移植的细胞、组织或器官是通过剥削或强迫，或向捐献人或死者近亲付款获得的，医生和其他卫生专业人员应不履行移植程序，健康保险机构和其他支付者应不承担这一程序的费用。

原则8：加强了指导原则5和7的规定，禁止所有参与细胞、组织或器官获取和移植程序的卫生保健机构和专业人员在细胞、组织和器官的获取和移植中牟取利益，不能接受超过所提供服务的正当费用额度的任何额外款项。

原则9：规定了器官的分配问题。在捐献率不能满足临床需求的地方，分配标准应在国家或次区域层面由包括相关医学专科专家、生物伦理学专家和公共卫生专家组成的委员会界定，确保分配活动不仅考虑到了医疗因素，同时也顾及了社区价值和普遍伦理准则。分配细胞、组织和器官的标准应符合人权，特别是不应以接受人的性别、种族、宗教或经济状况为基准。且移植和后续费用，包括适用的免疫抑制治疗，应使所有的相关患者能够承担得起。也就是说，任何接受人都不会仅仅因为钱财原因被排除在外，且分配应该公平，对外有正当理由并且透明。

原则10：是对移植程序的规定。要使细胞、组织和器官移植的效果达到最佳，需要有一个以规则为基础的程序。该程序贯穿从捐献人选择到长期随访过程中的临床干预和间接体内法步骤。在政府卫生当局的监督下，移植规划应监测捐献人和接受人，以确保他们获得适宜的保健，包括监测负责其保健的移植队伍方面的信息。评价长期风险和获益方面的信息，对于获得同意的过程和充分平衡捐献人以及接受人的利益都极为重要。对捐献人和接受人带来的益处一定要大于捐献和移植引起的相关风险。在临床上没有治疗希望的情况下，不可允许捐献人进行捐献。

原则11：是对移植透明性的规定。要求组织和实施捐献、移植活动，以及捐献和移植的临床后果必须透明并可随时接受调查，同时保证始终保护捐献人和接受人的匿名身份及隐私。

WHO所制订的规则对于加入组织的成员国具有普遍指导意义，但并不具有强制性。因此，WHO的

"指导原则"内容虽然全面，但许多地方都是以"由国家和当局具体定义"来指代，将具体的规则制定权交给了器官移植地的立法机构。但"指导原则"的内容代表着世界上大多数国家对器官移植规则的集体认可，对各国器官移植规则的制定仍然具有较强的指导意义。

除 WHO 的"指导原则"外，国际移植学会 1986 年发布的针对活体捐献肾脏和尸体器官分配的伦理准则，国际移植学会与国际肾病学会 2008 年发布的《伊斯坦布尔宣言》所界定的针对器官移植旅游、器官移植交易、器官移植商业化的十三项伦理原则，以及美国等器官移植技术发达国家所制定的器官移植准则，都是在国际上影响比较大的伦理法律规范。

2. 国际移植学会和国际肾病学会的《伊斯坦布尔宣言》

（1）该宣言界定的概念

①器官移植旅游　器官供体、受体或移植专业人员跨国（或跨越司法管辖范围）进行的移植活动，这种活动或者在供体、受体或移植专业人员所在的国家是非法的，或者在进行移植手术的国家是非法的；这种活动或者涉及器官交易和（或）商业化移植，或者提供给境外患者移植的资源（器官、移植专业人员和移植中心）实质上影响了给本国患者提供移植服务的能力。这种活动不包括双重国籍的受体在非常住但拥有国籍的国家进行移植手术。此外，任何涉及双边或多边器官共享的官方项目，如果基于互惠的移植资源共享目的，也不属于这种活动。

②器官移植交易　通过威胁、使用强迫或其他形式的强制、引诱、欺诈、欺骗、滥用权力或利用弱势群体或为获得个人的同意给予或接受报酬或利益，为了剥削而招募受体或收集、运输、转移、储存可供移植的器官、组织或细胞。

③器官移植商业化　器官成为商品的政策或实践，这种政策或实践将收益优先于对供体和受体健康、福利的考量。

（2）该宣言的主要伦理原则

原则 1：为预防和治疗器官衰竭应开展综合性项目（包括临床和基础领域的研究）。

原则 2：应该给晚期肾病患者提供有效的透析治疗以减少等待肾移植的患者的发病率和病死率。

原则 3：尸体和活体供体器官移植应该作为医学标准上适合的受体器官衰竭的更佳治疗。

原则 4：每个国家或司法体系应该立法规范尸体供体器官的获取和利用。

原则 5：可供移植的器官应该分配给所有适合的受体，不考虑性别、民族、宗教、社会和经济地位等因素。

原则 6：与移植相关的政策应该将为供体和受体提供最佳医疗照顾为首要目标。

原则 7：政策和相关程序的制定和实施应该使可供移植的器官数量最大化。

原则 8：器官交易、旅游和商业化违背了器官移植应遵循的平等和公正原则。

原则 9：每个国家的卫生主管部门应该监管器官移植实践以确保公开透明和安全有效。

原则 10：建立全国范围的尸体和活体供体移植注册登记制度是监管的核心环节。

原则 11：每个国家或司法体系应努力实现器官捐献的自足，即为需要移植的居民提供充足数量的器官。

原则 12：只要国家之间的器官共享合作保护弱者、促进供体和受体的平等并且不违背以上原则，这种合作就不会影响本国器官供应自足。

原则 13：利用弱势个人或群体并且引诱他们捐献的活动违背了"打击器官交易、旅游和商业化"的战略。弱势群体包括但并不仅限于文盲、贫困、非法移民和政治或经济难民等人群。

（二）我国人体器官移植的伦理准则

人体器官移植的伦理原则是有关法律规范的核心，体现了整个规范的理念和精神。器官移植技术的专业化程度很高，需要从业人员有高度道德自律性。除技术规范外，伦理原则是医务人员的重要指引，按照《人体器官移植条例》，可将我国人体器官移植的伦理准则概括如下。

1. 患者健康利益至上原则　该原则要求开展人体器官移植技术时，应该把是否符合患者健康利益作为第一标准。当患者的健康利益与其他利益（包括患者的其他利益和患者之外的利益）发生冲突时，首先考虑的应该是患者的健康利益。患者健康利益至上是一切医学行为的基本道德原则。因为目前人体器官移植仍然是一种风险大、要求高的治疗方法，在实践中，为发展器官移植技术或追逐利益，医疗机构及其医务人员可能会实施不当的器官移植术。确立这一原则，可避免让患者承担不适当的风险、遭受不必要的损害。

2. 自愿、无偿与禁止商业化原则　该原则已经成为各国器官移植伦理法律规范的共识，该原则要求外科医生在器官的捐献中应该尊重供体的自主意愿，保证用于移植的器官必须以无偿捐赠方式供应，不得买卖器官。《人体器官移植条例》有如下规定。①人体器官移植应当遵循自愿、无偿的道德原则。任何组织或者个人不得强迫、欺骗或者利诱他人捐献人体器官。捐献人体器官的公民应当具有完全民事行为能力，并且应当有书面形式的捐献意愿，对已经表示捐献其人体器官的意愿，有权予以撤销。公民生前表示不同意捐献其人体器官的，任何组织或者个人不得捐献、摘取该公民的人体器官；公民生前未表示不同意捐献其人体器官的，该公民死亡后，其配偶、成年子女、父母可以以书面形式共同表示同意捐献该公民人体器官的意愿。任何组织或者个人不得摘取未满18周岁公民的活体器官用于移植。②任何组织或者个人不得以任何形式买卖人体器官，不得从事与买卖人体器官有关的活动。从事人体器官移植的医疗机构实施人体器官移植手术，除向接受人收取摘取和植入人体器官的手术费；保存和运送人体器官的费用；摘取、植入人体器官所发生的药费、检验费、医用耗材费以外，不得收取或者变相收取所移植人体器官的费用。

3. 知情同意原则　该原则包括对人体器官移植的接受者和器官捐献者的知情同意两个方面，医务人员必须清楚，在器官移植技术中，无论对于受者还是对于供者，都必须充分尊重他们的知情权，并取得他们的自主同意，知情同意必须采取书面形式。在实施器官移植手术前，对于受者及其家属来说，知情的内容至少应包括：患者病情的严重程度；包括器官移植在内的所有可能的治疗方案；器官移植的必要性；器官移植的程序；器官移植的预后状况（包括可能的危险）；器官移植及后续维持的费用等。对于供者来说，知情的内容至少应包括：摘取器官的用途；摘取器官对供者的健康影响；器官摘取手术的风险、术后注意事项、可能发生的并发症及其预防措施；器官移植的程序；判定死亡的标准（对尸体供者来说）等。

4. 尊重和保护供者原则　由于在人体器官移植中，人们的注意力更多地集中在器官移植接受者身上，所以，很容易忽视器官供者的利益。因此，对器官移植中的供者更应给予足够的尊重和必要的保护。对于同意死亡之后捐献器官用于移植的患者，理应得到社会的尊重。人体器官移植的医务人员应该认识到，必须给予这些患者崇高的敬意：在摘取器官时，态度应严肃认真，内心应充满对死者的敬意。特别注意的是，医务人员应采用通行的、受到社会认可的死亡标准，不能因为急于获得移植器官而过早摘取器官，也不可以降低要献出器官者的医护标准。应当尊重死者的尊严，对于摘取器官完毕的尸体，应当进行符合伦理原则的医学处理，除用于移植的器官以外，应当恢复尸体原貌。现在许多医院在摘取器官前都设置了在场医护人员向捐献者致敬的仪式，这是对供者尊重原则的一种很好的做法，值得肯定和推广。

5. 保密原则　该原则要求人体器官移植医务人员应当对人体器官捐献人、接受人和申请人体器官移植手术患者的个人资料保密。这一方面包括对社会和他人保密，如摘取了供者的何种器官、移植给谁等以及受者接受了什么器官，健康状况如何等；另一方面包括在有些情况下，供者与受者之间尽量保持

"互盲"，以避免麻烦。

6. 公正原则 该原则要求在人体器官移植中，应该公平合理地对待器官移植的接受者和捐献者。首先，对人体器官移植接受者的公正需要考虑捐献者的意愿、登记时序等因素。其次，对于人体器官移植捐献者的公平与公正需要考虑的因素有："尊重和保护供者""给予捐献者合理补偿"等。最后，完善人体器官移植的法律体系与伦理原则体系是实现公平与公正的制度保证；增加器官供给渠道和保证接受者负担起手术等有关费用是实现公平与公正的关键；一定程度的"公开"是实现人体器官移植公平公正的程序保证；建立人体器官移植工作体系是实现公平与公正的组织保证。

7. 伦理审查原则 该原则是指医生开展人体器官移植手术，必须接受本单位人体器官移植技术临床应用与伦理委员会的审查，并在伦理审查通过后方可实施。审查内容包括：人体器官捐献者的捐献意图是否真实，有无买卖或变相买卖人体器官，人体器官的配型和接受人的适应证是否符合伦理原则和人体器官移植技术管理规范等。《人体器官移植条例》规定了人体器官移植技术临床应用与伦理委员会对"人体器官捐献人的捐献意愿是否真实""有无买卖或者变相买卖人体器官的情形""人体器官的配型和接受人的适应证是否符合伦理原则和人体器官移植技术管理规范"等事项进行审查。

第三节　人的胚胎干细胞研究伦理

PPT

一、人的胚胎干细胞研究概述

（一）人的胚胎干细胞的概念

干细胞（stem cell）是具有自我复制和多向分化潜能的原始细胞，是变成人体各种组织、器官的原始细胞。干细胞的重要意义在于它具有发育成各种需要的组织，替代多种疾病发生时的损伤组织，恢复其组织结构、生理功能的潜能。

人的胚胎干细胞是指早期胚胎（原肠胚期之前）或原始性腺中分离出来的一类细胞。胚胎干细胞具有向各种系统细胞分化转变的能力，是一种高度未分化的全能干细胞，能分化成人体的所有组织和器官。

胚胎干细胞是一种能够在体外培养的高度未分化的细胞，具有不断自我复制及多向分化增殖的能力，可无限增殖及诱导分化成几乎机体所有类型的细胞。因胚胎干细胞可不断分化，以功能为标准，胚胎干细胞又可以划分为三种类型：全能干细胞（totipotent stem cell）、多能干细胞（pluripotentstem cell）和专能干细胞（unipotent stem cell）。因具有无限增殖及多向分化潜能，胚胎干细胞在人类许多疾病的治疗方面有着广阔的应用前景

（二）干细胞研究与临床应用

干细胞是一种未充分分化、具有自我复制能力的多潜能细胞，具有再生各种组织、器官、人体的潜在功能，干细胞在医学上有着广泛的用途。从理论上讲，它可以分化成各种组织细胞，形成各种器官。因此，可以修复损坏了的造血细胞，治疗白血病；培养自身的皮肤，治疗烧伤后的皮肤缺损；培养出肝脏、肾脏、心脏等重要器官，用作对已经失去功能的器官的置换。在生物制药方面，可以把特异的基因转到胚胎干细胞，跟正常的胚胎融合，嵌合到正常胚胎个体中。

（三）人的胚胎干细胞研究的价值

1. 可运用于人类发育生物学基础研究 探索生命个体发育中的调控、生命起源与意识产生等生命科学之谜。寻找癌症、遗传病等人类严重疾病产生的基础原因，为治疗这些疾病的方法奠定理论基础。

2. 临床应用前景广阔诱人 利用胚胎干细胞生产组织和细胞应用于细胞疗法，为细胞移植提供无免疫原性材料，如移入胰岛素细胞治疗糖尿病。胚胎干细胞是基因治疗最理想的靶细胞，干细胞基因治疗是一种正在研究的新治疗方法。它是通过移植干细胞时带入正常基因，这些正常基因在体内发挥功能、纠正患者体内缺失的蛋白质，或赋予机体新的抗病功能，从而达到疾病治疗的目的，对人类许多疑难疾病的治疗带来新的希望。胚胎干细胞体外"器官克隆"提供患者器官移植是胚胎干细胞研究最诱人、最有价值的工作。

3. 药学研究作用广泛 胚胎干细胞在短期内就能体现药物的作用，可提高药物筛选的效率。胚胎干细胞提供了在细胞水平上对新药的药理、药效、毒理及代谢进行研究，大大降低了药物检测成本。胚胎干细胞还可以用来揭示哪些药物会干扰、危害胎儿发育缺陷或畸形。

二、人的胚胎干细胞研究与应用的伦理争论

（一）人的胚胎干细胞研究目的争论

基于干细胞研究目的的争论主要集中于是复制人还是治疗疾病。大多数学者支持干细胞研究用于探索人类疾病新疗法。用适当的技术建立多能干细胞系，用以诱导分化神经细胞、血液细胞、心肌细胞等可用来治疗人类一些严重疾病（白血病、糖尿病、帕金森病、老年痴呆等等），为干细胞基因治疗提供条件，为再生医学、器官移植开辟了一条新的临床医疗的道路。绝大多数学者反对干细胞研究用于人的无性生殖，即所谓"复制人"。担忧人的胚胎干细胞研究会滑向生殖性克隆的一个原因是，人的胚胎干细胞的来源之一，就是通过体细胞核移植技术将人体细胞核移植到人或动物的去核卵细胞内，产生人的胚胎。这一技术不管如何受到限制，但毕竟是向生殖性克隆（克隆人）迈出了第一步，其行为本身在伦理上的合理性受到质疑。原因之二是人们担心在研究过程中，如果有人不在一定时限内销毁人类克隆胚胎，而是将它植入子宫，那么将会娩出无性生殖的克隆婴儿，发展为生殖性克隆。正是因为人的胚胎干细胞研究难以避免地与克隆人技术纠缠在一起，反对利用人的胚胎进行干细胞研究者才会认为，如果允许利用胚胎进行干细胞研究，迟早会导致克隆人出现，给人类的生存环境、社会、人类质量带来很大的问题。因此，对人的胚胎干细胞的研究一直处在徘徊、矛盾、争议之中。对此，许多国家法律都严禁"生殖性克隆"，即不允许将体细胞核移植产生的人的胚胎干细胞植入子宫，这是允许"治疗性克隆"施行的前提，但是危险始终是存在着。人们仍旧对"治疗性克隆"持不同看法，如何权衡"治疗性克隆"的潜在利益和潜在风险之间的关系，是造成分歧的关键所在。这种争论在世界不同国家关于人的胚胎干细胞研究的态度上得到集中体现。在联合国大会《禁止生育性克隆人公约》的研讨会上，美国、西班牙等国家要求公约禁止一切包含人类胚胎研究的克隆研究。他们认为，如果不禁止治疗克隆，那么以科研试验为借口而制造、毁坏人的胚胎的做法将被合法化，新生命将变成一种可以利用的自然资源；而一旦克隆胚胎大规模出现，将不可能得到控制，这将使生殖性克隆人的禁令名存实亡。包括我国和世界卫生组织在内的许多国家和组织则主张，在坚决反对生殖性克隆的同时，应区别对待治疗性克隆技术。我们不能容许科学研究损害人类尊严的做法，但同时也不能因噎废食，不能禁止可能造福于人类的医学研究与实践。

（二）胚胎干细胞研究中干细胞来源及地位的争议

用于研究的人类胚胎干细胞有以下来源：选择性流产的人类胚胎干细胞；体外受精的多余的胚胎干细胞；用以探究为目的的捐献配子创造胚胎干细胞；应用体细胞核移植技术（SCNT）产生干细胞；应用人畜嵌合体胚胎产生的干细胞；诱导式多能性干细胞（iPS）。其中争议的焦点集中于以下5个方面。

（1）体外受精可形成多个胚胎，如果受精卵成功发育，其他冷冻保存的胚胎成为多余。此种干细胞来源的争议涉及胚胎地位问题，即对胚胎给予何种程度的尊重。

（2）为研究的需要把人类胚胎作为工具使用没有给胚胎适当的尊重，视胚胎为工具而不是生育目的的行为也存在争议。

（3）通过 SCNT 技术产生与体细胞供者遗传上相同的新胚胎，从而获得胚胎干细胞并产生永生细胞系，用于疾病治疗。实施 SCNT 技术过程中，应十分谨慎，只允许使用 14 天以内的胚胎，因为此技术也可用来进行生殖性克隆研究。

（4）应用人畜嵌合体胚胎产生的干细胞技术虽已取得成功，但人畜细胞融合可能产生一些预料不到的后果，有失人的尊严。

（5）将人体皮肤细胞转变成了带有胚胎干细胞性质的细胞，称为诱导式多能性干细胞（iPS），这项技术目前还存在很大的危险性。人类胚胎干细胞研究技术与克隆技术相似且有部分技术相同，存在有人应用该技术克隆人的危险。

（6）关于人的胚胎干细胞的来源是否合乎法律及道德，应用过程中所产生的伦理及法律问题该如何处理，存在着伦理争议：赞成胚胎干细胞研究的人认为，科学家并没有杀死胚胎，而只是改变了其命运，尤其是那些辅助生殖剩余的胚胎，与其将其抛弃，不如利用它进行研究，以利于科学发展和人类健康。此外，由于胚胎干细胞只是胚泡中的内细胞群，没有滋养层的支持，不可能独立发育成胎儿，所以他们不是胚胎，因此胚胎干细胞研究并不违反伦理道德。

根据《人胚胎干细胞研究伦理指导原则》第 5 条规定，用于研究的人胚胎干细胞只能通过下列方式获得：第一种是利用体外受精多余的配子或囊胚；第二种是自然或自愿选择流产的胎儿细胞；第三种是体细胞核移植技术所获得的囊胚和单性分裂囊胚；第四种是自愿捐献的生殖细胞。但在上述四种胚胎干细胞来源上都存在相关的伦理争论，因而必须严格遵循相关的伦理准则。

（7）关于胚胎的道德地位问题：这一问题在美国 1973 年罗伊诉韦德案中就开始引起激烈争论。在这些争论中，人们常常把社会人（a person）和生理意义上的人（a human being）区分开来。一般认为，尽管胚胎是生物意义上的人（human），但它并不满足作为人的某些标准，因而它并不具有完全意义上的人的道德地位。在目前人的胚胎干细胞研究领域，通常采用的一个标准就是，只有 14 天以内的人的胚胎才可以用于实验研究。14 天以内的人的胚胎还只是一个球状的胚泡，尚属于一般的生物细胞，它没有神经系统和大脑，既无知觉也无感觉，还称不上道德意义上的人。因此，以治疗为目的的人类胚胎干细胞研究，包括胚胎分离和培养干细胞，并不意味着对胚胎的不道德和不尊重。

世界各国对人类胚胎干细胞的研究和应用在伦理问题上都存在着争论，出于社会伦理学方面的原因，有些国家甚至明令禁止进行人类胚胎干细胞研究。无论从基础研究角度还是从临床应用方面来看，人类胚胎干细胞带给人类的益处远远大于在伦理方面可能造成的负面影响，因此要求开展人类胚胎干细胞研究的呼声也一浪高过一浪。2001 年 8 月 9 日，美国政府开始允许将政府经费用于进行人体胚胎干细胞研究。日本政府禁止生殖性克隆的研究，但其他形式的生殖工程技术不受限制。2001 年 1 月，英国政府宣布支持克隆人类早期胚胎，以使干细胞研究得以开展。我国卫健委曾明确表态，中国赞成以预防、治疗疾病为目的的人类胚胎干细胞研究。

三、人的胚胎干细胞研究的伦理规范

2004 年 1 月，我国卫生部和科技部公布了《人胚胎干细胞研究伦理指导原则》，明确了人的胚胎干细胞研究与应用的伦理规范，主要内容如下。

（1）利用体外受精、体细胞核移植、单性复制技术或遗传修饰获得的囊胚，其体外培养期限自受精或核移植开始不得超过 14 天。

（2）不得将已用于研究的人囊胚植入人或任何其他动物的生殖系统。

（3）不得将人的生殖细胞与其他物种的生殖细胞结合。

（4）禁止买卖人类配子、受精卵、胚胎或胎儿组织。

（5）进行人胚胎干细胞研究，必须认真贯彻知情同意与知情选择原则，签署知情同意书，保护受试者的隐私。

（6）从事人胚胎干细胞的研究单位应成立包括生物学、医学、法律或社会等有关方面的研究和管理人员组成的伦理委员会，其职责是对人胚胎干细胞研究的伦理学及科学性进行综合审查、咨询与监督。

四、人的胚胎干细胞研究和应用的伦理原则

为保证促进我国人胚胎干细胞研究的健康发展，2003 年 12 月 24 日科技部和卫生部联合下发了 12 条《人胚胎干细胞研究伦理指导原则》。明确了人胚胎干细胞的来源定义、获得方式、研究行为规范等，并再次申明中国禁止进行生殖性克隆人的任何研究，禁止买卖人类配子、受精卵、胚胎或胎儿组织。在研究中，基本遵循以下伦理原则。

1. 尊重原则　胚胎是人类的生物学生命，应该得到尊重，没有充分理由不能随便操纵和毁掉胚胎。

2. 知情同意原则　胚胎干细胞的研究中，有潜在的捐献者，如人工流产者、接受体外授精者等，应该尊重他们的知情同意权，告知其有关细胞研究的信息；同样，在将干细胞研究应用于临床时，也必须将有关信息告知受试者家属，获得他们自主同意，并给予保密。

3. 安全和有效原则　必须经过大量动物实验且实验效果有效，并力求避免给患者带来伤害。

4. 防止商业化原则　提倡通过捐献渠道获得人类胚胎干细胞研究所需的组织和细胞，一切形式的生产、制造、销售、买卖配子、胚胎和胎儿组织的行为都是不道德的。

第四节　基因诊疗伦理

PPT

一、基因研究概述

（一）基因概述

基因（gene）是遗传物质在上下代之间传递遗传信息的基本单位，是对具有遗传效应的特定核苷酸序列的总称，是染色体上具有遗传效应的 DNA 分子片段。每一种生物都有不同数目和结构的染色体。人体共有 23 对染色体，每个染色体只含有一个 DNA 分子，每一个 DNA 分子是由腺嘌呤核苷酸、胞嘧啶核苷酸、胸腺嘧啶核苷酸、鸟嘌呤核苷酸这四种核苷酸构成的双螺旋结构，染色体是 DNA 分子的主要载体，每一个 DNA 分子中包含有许多基因，人类的遗传密码就储存在基因中在世代间传递遗传信息。

人类基因研究和人类基因组研究是遗传学研究的重要领域，包括基因测序、结构和功能分析、表达控制、特定基因定制、剪切和重组、人工生命合成等。人类在基因研究领域已经取得了巨大的进步，但是，基因研究和技术应用引发的伦理问题日益突出。例如：基因组研究的伦理问题、基因测试的伦理问题、基因诊断的伦理问题、基因治疗的伦理问题、转基因研究的伦理问题、基因信息的伦理问题、基因专利的伦理问题等。

（二）基因研究伦理概述

1. 基因隐私　基因破译和基因普查给每个人制作了一张"基因身份证"，人们可以通过这张身份证了解自己的健康状况，并采取最有效的防治方法。但是，基因不仅揭示疾病的产生，而且还包含了人的

许多方面的特征，不严谨地解释有关某基因与疾病相关的信息，将对携带这些基因但未发病的人带来灾难。

2. 基因歧视 基因隐私权的丧失会导致新的社会歧视——基因歧视。1997 年 11 月 11 日，联合国教科文组织大会一致通过了《世界人类基因组与人权宣言》。宣言在第一章中宣布，人类基因组意味着人类大家庭所有成员在根本上是统一的，也意味着对其固有的尊严和多样性的承认。该宣言致力于解决歧视问题，并指出任何人都不应因其遗传特征而受到歧视。

3. 基因组多样性 人类基因组多样性计划是人类基因组计划的补充，对不同人种、民族、人群的基因组进行比较研究，为疾病监测预防、人类进化研究提供信息。

二、基因诊断的伦理问题

（一）基因诊断概述

基因诊断（gene diagnosis）也叫脱氧核糖核酸诊断、分子诊断，是指从患者体内提取脱氧核糖核酸或核糖核酸，应用分子生物学技术，通过检查基因的结构及其表达功能，来判断患者是否有基因异常或携带病原微生物。其临床意义在于探知 DNA 和 RNA 的结构变化与否、量的多少及表达情况等，确定被检者是否存在基因水平的异常，以此作为疾病诊断或进行基因治疗的依据，又称 DNA 诊断或分子诊断。基因诊断是以基因为探查对象，具有针对性强，特异性高；取材用量少，来源广，灵敏度高；适应性强，检测范围广等特点。

目前，基因诊断检测的疾病主要有三大类：①感染性疾病的病原诊断；②各种肿瘤的生物学特性的判断；③遗传病的基因异常分析。

基因诊断不仅能对某些疾病做出确切诊断，而且也能确定疾病的易感性、发病类型和阶段、是否具有抗药性等。

基因诊断目前已应用在：①临症基因诊断，医生根据患者病史、症状，为明确或排除某一疾病而进行的检查；②症状前基因诊断，主要用于一些遗传病家系或有遗传病倾向的家系中目前未发病、但有高度发病风险人群的诊断，特别适用于一些早期诊断后可进行预防性干预措施，避免出现严重不良后果的疾病；③产前基因诊断，主要是针对一些有生育患儿风险夫妇的胎儿进行诊断，对明确诊断为某种疾病的胎儿可采取干预措施，对目前尚无治愈可能的疾病的胎儿可实施选择性流产；④胚胎植入前遗传学诊断（preimplantation genetic diagnosis，PGD），适用于有生育患儿可能又不愿经产前诊断选择性流产的夫妇。

（二）基因诊断的伦理争议

1. 基因取舍问题 基因诊断是临床医学领域一种全新的诊断方法。但什么是好基因，什么是坏基因，很难有一个绝对的标准。缺陷基因，怎能肯定这种基因毫无用处、没有特殊功能呢？基因诊断存在的伦理问题，主要是基因诊断的内容、基因诊断的目的以及基因诊断的结果。目前开始应用的基因诊断方法测得的结果是否可靠等，也是争论的焦点。

2. 基因歧视问题 假如对普通人实施基因检测成为常规，那么人们是否会因自己天生的基因特征或基因缺陷而受到歧视呢？被诊断为有基因缺陷阳性的人又如何得到法律的保障，使他们不受社会的歧视？

3. 基因隐私问题 基因诊断能发现一个人的基因隐私。这种基因隐私应该由谁拥有，是本人、其父母，还是专业人员（如医师）？谁有权使用和公开这些信息？通过基因诊断发现患者有遗传病，那么医生是否应该为患者保密？如果为患者保密是否损害了其配偶和未来孩子的利益？那么其配偶和孩子是否可以控告医生？如果医生泄密，影响患者的工作、婚姻、保险，那么医生是否负有责任？这些问题都需要认真讨论。

4. 知情同意权问题 对某些患有遗传缺陷疾病但却未影响其健康的人，是否应该普遍地进行遗传的基因诊断？对于身患绝症的患者做基因诊断是否符合医学伦理学要求？在遗传学家取血样作 DNA 分析前要不要向提供 DNA 样本的人讲清楚原因并取得他（她）的知情同意呢？而这种知情同意权的应用，是否适合发展中国家的国情？这些问题都需要引起我们的重视。

（三）基因诊断的伦理原则

1. 不伤害原则 诊断过程安全无害，竭力减轻患者的痛苦和精神压力，力求降低诊断费用，出于人格尊严与平等的考虑，医务人员应对患者的基因隐私予以保密，以防患者因其基因信息被泄露可能招致歧视，得到不公平对待。医务人员应该平等地对待携带缺陷基因的患者，尊重其人格和权利，反对基因歧视。而且不能把患者仅仅作为治疗或实验的对象，更不能为某种利益或压力而损害患者利益。并且要从思想上正确认识基因诊断的意义。要注重提高医务工作者的素质，提高诊断方法的科学性与权威性。

2. 公正原则 医疗上的公正是指社会上的每一个人都具有平等享受卫生资源合理或公平分配的权力，而且对卫生资源的使用和分配，也具有参与决定的权力。医务人员在一视同仁的平等前提下，不分国籍、性别、年龄、宗教、社会地位、经济状况等，坚持医学的科学标准，按病情的轻重缓急提供必要的医疗服务和基因诊断技术服务，使人人享有平等的医疗保健权及基因技术使用权。

3. 保密原则 注意在基因诊断过程中配备法律和心理咨询人员，并对被检阳性者提供必要的法律保护，避免因工作失误而导致被检者个人基因隐私的泄露。1992 年《美国人类遗传学》杂志报道的 41 位缺陷基因检测阳性者的遭遇就是一个典型的事例。这些被检者不能得到人寿和健康保险，因为被认为是"无症状的患者"而处于失业状态，一些人被告知不适宜生孩子，因而给被检者带来了许多困惑。

4. 知情同意原则 在人类基因诊断技术中应始终坚持知情同意原则。在实施基因诊断、治疗前，医务人员必须向患者或其家属做出相应的解释，让其对相关的主要问题的信息充分理解，在知情同意的前提下实施基因诊断。医务人员绝不可用蒙蔽、欺骗、压制等办法剥夺患者的知情选择权去实施基因诊断。患者在被诊断过程中出现的一系列心理问题，医院应有专门的心理医生负责。

5. 坚持科学性原则 开展基因诊断、治疗必须有严谨的科学态度，必须具备下列条件才能进行基因治疗：①具有合适的靶基因，即作为替代、恢复或调控的目标基因；②具有合适的靶细胞，即接受靶基因的细胞；③具有高效专一的基因转移方法，以使外源靶基因导入靶细胞内；④基因转移后对组织细胞无害；⑤在动物模型实验中具有安全、有效的治疗效果；⑥过渡到临床试验或应用前需向国家有关审批部门报批。

6. 坚持医学目的原则 基因治疗技术的研究和应用只能是为了更有效地预防和治疗疾病，维护和增进人类健康，而期望通过植入其他正常基因使人的某些特征得到所需要的改变，是不被允许的。基因治疗应限于没有其他有效治疗方法的疾病，不能用于人种的改良。

三、基因治疗的伦理问题

（一）基因治疗概述

基因治疗是指在 DNA 水平上对异常基因进行修饰以达到纠正基因缺陷所导致的一系列病理生理变化的治疗，现在的基因治疗手段主要括包括基因修正、基因替换和基因增补。基因治疗的目的是治疗人类疾病，而不是增强人类的某些特性。因此，转移的目的基因都是疾病相关基因。目前基因治疗的方法有体内法和体外法：前者是直接将目的基因导入体细胞，此法相对简单，但转导效率不高，基因表达短暂；体外法是指从机体内取出靶细胞，在体外进行培养并插入目的基因，然后将这种经过修饰的细胞移植回患者体内，此种方法转导效率高，并能以稳定的方式表达基因产物。基因治疗的对象包括体细胞（so‐matic cell）和生殖细胞（germ‐line cell）两类。严格意义上的基因治疗，必须满足以下四个条件：一是其作用对象为人而非动植物或者微生物；二是所有物质为核酸而非其他药物；三是治疗机制在于影响基因的表达；四是对疾病相关基因应具有高度的选择性。

基因治疗的作用和发展基因操纵可能会达到预防、治疗、治愈、诊断或缓解人类疾病的目的。

（二）基因治疗存在的问题

1. 疗效的不确定性问题　基因治疗尚无法保证其绝对安全和达到理想的纠正效果，因此，对患者及其后代可能会带来难以预计的后果。

2. 卫生资源分配公平性问题　基因治疗的费用颇高，那么穷人、没有医疗保障的人就可能因为缺钱而失去接受基因治疗的机会，这对于他们来说显然是不公平的。

3. 基因设计问题　基因设计就是用基因来编制理想的自我及后代，这涉及如何理解医学的价值和终极目标，即医学的目的仅仅是对付疾病、缺陷，还是按照人们的理想制造"超人"。

4. 基因专利的申请问题　目前争论的焦点是"应不应该就基因本身申请专利"。到目前为止，联合国教科文组织虽然规定"自然状态的人类基因组不应产生经济效益"，但是有关人类基因专利问题仍在争论之中。

5. 增强细胞基因治疗问题　基因增强仅仅应用于有知情同意能力的成年人吗？父母在道德上可以为了他们的孩子的利益而接受基因增强吗？增强可以适用于所有的人亦或只能施惠于那些能承受费用的人吗？

6. 基因工程的伦理问题　基因工程伦理争论的核心问题：如果技术允许的话，人们究竟有没有权利对未来人类的遗传特征进行人为的干预？

（三）基因治疗的伦理原则

由于基因治疗存在伦理争议，因此在基因治疗中提出以下伦理原则。

（1）临床方案是否实施要突出"以人为本"的要求　考察一项临床试验是否应该实施要考虑它是否真正出于改进治疗疾病之目的，其研究过程是否做到公开透明，以及能否做到接受外部实时有效的监督等等。对于国外已初步证明安全的同类方案，我国的伦理审查委员会可省略某些审批内容，缩短审查过程。

（2）慎重选择受试者并确立合理而严格的知情同意机制　对受试者的准入和排除要有严格的标准，筛选程序要公平，并接受审查和监督。坚持"慎重"原则，当无任何其他替代的常规疗法，或常规疗法无效或低效时，才可考虑基因治疗临床方案。不得在人体上试验风险太高的方案。受试者有知情权，与基因治疗相关的信息要以一定方式及时向受试者公开。患者、受试者在充分知情的前提下进行自主选择，研究者不得进行引诱或强迫。对于无行为能力的晚期癌症患者、儿童或婴儿，可由监护人依法代理同意，尊重家庭在决策中的重要作用，又要考虑到家庭同意模式的弊端，伦理审查委员会要具体问题具体分析。

（3）切实保护个人隐私和保守商业机密　在临床试验的全过程，要保护受试者的隐私，尤其那些可识别的个人信息。保守研究者和资助单位的商业机密，维护他们的正当权益，但不可假借"商业机密"的幌子隐瞒严重不良事件信息。

（4）妥善协调相关主体的利益　为妥善地解决利益冲突带来的不良后果，研究者须向受试者和伦理审查委员会说明资金来源，保证客观地贯彻临床方案，如果因利益冲突引发严重后果，研究者和有连带责任的研究机构将被罚款和终止资助。

（5）有效预防和及时处理严重不良事件　要及时报告严重不良事件，建立一套分析和预防不良事件的制度。课题负责人要提交年度报告，如实汇报研究进度、修改内容和其他重要信息。不良事件的调查鉴定应独立、客观，不应受行政干涉。

四、人类基因组计划及其伦理问题

（一）人类基因组计划及其意义

人类基因组计划（human genome project，HGP）是一项规模宏大，跨国、跨学科的科学探索工程，与曼哈顿原子弹计划和阿波罗计划并称为三大科学计划，被誉为"生命科学的登月计划"。其宗旨在于测定组成人类染色体（指单倍体）的 30 亿个碱基对组成的核苷酸序列，从而绘制人类基因组图谱，并且辨识其载有的基因及其序列，达到破译人类遗传信息的最终目的。人类基因组计划相关研究方向包括结构基因组学研究、功能基因组学研究、医学基因组学研究、蛋白质组学研究、基因调控研究、生物信息学研究，以及相关伦理-法律-社会影响研究等。基因组计划是人类为了探索自身的奥秘所迈出的重要一步，是人类科学史上的又一重大工程。

（二）人类基因组研究的伦理问题

1. 基因信息的专利问题　目前国际上普遍存在的争论是，人类基因可否授予专利权，如果可以授予应按什么标准进行审查，以及如何确定批准后的保护范围。以一些私人的公司集团为代表的一种意见认为应当保护基因序列本身。以一些科学家为代表的另一种意见认为，基因序列本身是科学发现范畴，不是专利意义上的发明创造，因此基因序列本身不应被保护，但对基因序列的应用可给予保护。

2. 基因资源的争夺问题　近年来基因争夺已成为国际社会中的一个重大伦理问题。人类基因组是全人类基因遗产与财产，发展中国家应享有分享人类基因组计划成果的权利。

3. 遗传信息的隐私问题　基因隐私是关于一个人的生、老、病、死的遗传信息，它更属于人的隐私范围。但是，这种隐私却面临着社会的挑战。因为人类基因组研究将提供更多现在尚不知道的疾病基因，同时也将提供更多的基因探针，对很多疾病进行基因诊断（包括产前和胚胎早期的诊断）。

目前人类基因组计划中设立"HGP 的伦理、法律和社会意义"研究项目。它的目标是预测和考虑 HGP 对个人和社会的意义，考查将人类基因组绘图和排序后可能引发的伦理、法律和社会后果。研究项目集中在四个领域：一是利用和解释遗传信息时如何保护隐私和达到公正；二是新基因技术应用到临床时，即"从板凳到床边"时如何处理知情同意等问题；三是对于参与基因研究的人类受试者，如何做到知情同意，保护个人隐私；四是公众和专业人员的教育。

目标检测

答案解析

一、最佳选择题

A1 型题

1. 下列不符合人工授精的伦理要求的是（　　）

　　A. 严格掌握适应证　　　　B. 确保当事人自愿　　　　C. 坚持互盲与保密

　　D. 允许单身女性申请人工授精　E. 坚持知情同意原则

2. 下列说法符合人类辅助生殖技术伦理要求的是（　　）

　　A. 社会名人有捐赠其精子（或卵子）的法律义务

　　B. 医疗机构不得保留供精人工受孕妇女的病历资料

C. 医疗机构不得向未婚大龄妇女提供助孕技术

D. 实施人工授精时，精子库必须保证提供新鲜精液

E. 我国大陆已婚女性，若其丈夫同意可提供无偿代孕服务

3. 下列选项不属于参加器官移植的医生能参与的活动的是（　　）

A. 征得申请器官移植患者的知情同意　　　B. 捐赠器官患者的抢救和死亡判定

C. 摘取活体或尸体捐赠的器官　　　D. 运送摘取的捐赠器官

E. 征得捐赠器官患者及家属的知情同意

4. 人类胚胎干细胞的研究和应用不合乎医学伦理的是（　　）

A. 由于胚胎是人类的生物学生命，没必要尊重如人

B. 人类胚胎干细胞的研究和应用必须考虑安全性

C. 人类胚胎干细胞的研究和应用必须考虑有效性

D. 人类胚胎干细胞的研究和应用必须防止商品化

E. 人类胚胎干细胞的研究和应用必须遵循知情同意原则

5. 下列不属于基因诊断、治疗的伦理原则的是（　　）

A. 知情同意的原则量　　　B. 充分为患者保守秘密的原则

C. 充分尊重患者的原则　　　D. 有利于患者的原则

E. 有益于科研的原则

6. 器官移植最突出的问题是器官的（　　）

A. 发展　　　B. 来源　　　C. 控制

D. 接受　　　E. 方法

7. 不是人体器官移植伦理原则的是（　　）

A. 知情同意原则　　　B. 保密原则　　　C. 商业化原则

D. 尊重和保护供体原则　　　E. 不伤害原则

A3 型题

8. 一对夫妻结婚3年未育。经查，丈夫张某患有无精子症。但是妻子李某很爱丈夫，并没有嫌弃丈夫患病。夫妻听说人工授精技术可以解决生育问题，就决定试一试。他们去了某大学医学院附属医院，在那里，他们在没有签订任何协议的情况下，利用医院精子库的精子接受了手术。一年后，他们有了一个男孩，十分可爱。孩子长到3岁时，夫妻回丈夫的农村老家探亲。丈夫家人发现孩子与他的父亲长得不像，就起了疑心。家人到张某曾经就诊的医院向为其做手术的医生进行了秘密调查，得知了实情。这惹恼了丈夫的家人，认为自己家的血脉被破坏了。在家人的干预下，夫妻最终反目离婚。从医学伦理方面来看，以下对人类辅助生殖技术的说法错误的是（　　）

A. 夫妇双方在未签订任何协议的情况下就接受了手术，显然违背知情同意原则

B. 实施医生违反了保密原则

C. 人们受到血缘为主的传统观念的影响导致了不良后果

D. 本案例中人工授精严格掌握了适应证

E. 夫妻双方只要愿意都可以进行人工授精

9. 患者，男，38岁，因病医治无效去世，妻子根据其生前自愿捐献器官的意愿，准备捐献死者的器官，但死者的父母表示反对，依据我国现有规定，下列说法正确的是（　　）

A. 妻子有权独自决定捐献死者器官

B. 父母有权独自决定捐献死者器官

C. 死者生前有捐献意愿，无需他人同意

D. 父母、妻子均无权决定患者器官捐献

E. 应获得死者父母及妻子共同同意

A4 型题

《哈佛通讯》广告，一对夫妇寻找供卵者，要求长相良好，最好是运动员，身高至少 165cm，入学考试 1400 分以上。符合条件的供卵者将获得 5 万美元。

10. 美国这对夫妻的做法（　）

A. 初衷是善良的

B. 为了孩子以后更加优秀

C. 可以选择"优秀人"的卵子来塑造自己的孩子

D. 违反了自主决定权的原则

E. 以上都不是

11. 美国这对夫妻的做法是对未来的孩子来说（　）

A. 仁慈　　　　　　　　　　B. 不尊重每个孩子的生命开放性

C. 关爱　　　　　　　　　　D. 公正

E. 以上都有

二、思考题

2004 年 8 月 21 日，符某被确诊为晚期肝癌。由于他为人非常义气，人缘很好，司法界等社会各界朋友都对他倾力相助。经多方努力，找到一位 20 多岁同血型的死囚，其身体检查后的多项指标与符某非常吻合。9 月 4 日，死囚被执法后，其健康肝脏被迅速送到北京，符某顺利完成第一次肝脏移植手术。2005 年 4 月，符某病情再度复发，5 月再次入院接受治疗，6 月接受第二次肝移植手术，7 月 27 日病危，8 月 30 日去世。请问该医院对符某的两次肝移植有无伦理问题？

（李洪华）

书网融合……

本章小结　　　　　　微课　　　　　　题库

第十章　医学伦理素质养成

学习目标

1. 通过本章学习，重点把握医德他律、医德自律、医德评价、医德境界、医德修养的含义；医德教育的作用和内容；医德评价的标准、原则、依据和方式；医德监督的形式及意义；医德修养的途径和方法。

2. 学会运用医德他律和医德自律的观点进行医德监督和医德评价，综合运用医德教育中的规律性特点提升自身的医德境界和医德修养，具有把医德理论、原则和规范转化为个人的医德品质和医德修养的能力，加强自我医德监督和提升医德境界的意识。

≫ 情境导入

情境描述　陶勇（1980年5月—），北京大学医学部1997级校友、医学博士，现任首都医科大学附属北京朝阳医院眼科副主任。31岁时就被评为副主任医师，出专家门诊，经常一号难求，不到40岁就成为主任医师，教授，博士生导师，被人喻为"所有医学生最想成为的人"。但是他并没有就此躺在稳定的舒适区里，而是不断致力于让自己的医术给更多的患者带去光明。"天下无盲"是陶勇医生给自己未来的清晰规划。他为6000余名贫困地区患者复明，为千名艾滋病眼病患者提供救治，用了10年时间开创了眼内液检测技术，如今这项技术已推广至全国300多家医院，帮助了6万多名患者精准查找眼部病因。但在两年多前，在陶勇医生身上发生了一场突如其来的意外。那是2020年1月20日下午，陶勇医生在坐诊期间，被自己竭尽全力挽救了双眼的患者暴力砍伤，原因仅是对方"不满疗效"。在被砍近一年半后，他在一次演讲中笑着公开自己"领证"了——他领的是残疾人证。虽然身心遭受了如此重创，但他并没有被打倒，仅修养了114天就又回到了那一方小小的、他最热爱的诊室，向着光，守着最初的信仰。他说："鬼门关里走了一遭，老天爷给我留了一条命，可能就是为了让我有给大家继续服务的机会。"尽管受伤后的他不得不离开自己热爱的手术台，不能再给病人亲自动手术，但他依旧心怀医学信念，重返门诊用一只手为患者继续治病，"不能做手术了，我还可以带学生，还可以用自己23年的医学知识储备，做科研、公益和科普，还可以将临床经验和技术推广到全国，让全国的眼科医生为患者解决疑难杂症，毕竟单靠我一人还是不够的。"在伤医事件过后，当陶勇被问及会对想学医的年轻人说些什么。他这样说道："如果年轻人真的对学医感兴趣，愿意帮助别人、救死扶伤，并能通过医治病人找到人生价值，从而提升自己内心境界和素养，那么就可以做出自己的选择。"在陶勇看来，选择学医，更多的是应该把医学当做修行的一条路，在这条路上会看到光明。这就是充满了大爱和仁心的中国医生——陶勇！

讨论　1. 从本案例出发，谈谈你对高尚医德境界的理解。

　　　　2. 我们应如何加强医德修养，提升医德境界？

PPT

第一节　医学伦理素质养成概述

一、医德他律的含义

医德他律是指决定或影响医德行为的所有外部因素对医德行为的约束作用。医德他律的基本内容是指在社会环境条件影响下，通过社会教育及舆论监督、约束等方面的作用，提高医务工作者的医德素质。医德他律是医德行为的先决条件和必要机制，它解决的是医务工作者行为选择中的外在规约和导向，是医务工作者接收社会为自己确立的医德法则，并遵循这些规范法则行事。即"要我做什么"或者说是"按照他人要求做什么"的问题。在实践中，医德他律主要表现为医德教育、医德评价和医德监督等外在方式。

医德他律发挥作用的起点是医德需求，医德他律对医德动机的形成有重要作用，也对医德行为后的反思起重要作用。医德他律的运行机制包括监督机制、教育机制和约束机制。

二、医德自律的含义

医德自律是指医务工作者按照自己内心的职业良知，即以完全内化的职业伦理准则作出职业行为选择及其所达到的道德境界。形象地说，医德自律就是"我要做什么或者不做什么"，所做的医德善事是自愿的主动行为。一个特定的自律过程可分为两个方面：一是医德自我认同过程，主体以自律为基础，将社会所倡导的医德观念、理论、规范等内化为自己的认识、情感、意志和信念，进而以医德动机和目的等浓缩的形式，把"他人的外在的法"变为"自己的内在的法"；二是医德自我体现过程，主体将医德意志自由和主观精神外化为医德实践关系和客观行为，实现和展示医德实践关系和客观行为，实现和展示医德的社会价值。医德自律这两个方面中前者表明主体获得了医德意志自由，是自律的前提和基础，后者表明主体获得了医德行为自由，是自律的关键和确证。因此，从现实医德及其发展趋势上看，医德自律不仅应被理解为医德主体为自己进行立法，还应包括自觉执法和自觉守法。

医德自律是医务工作者的医德认识、医德情感、医德意志、医德信念、医德行为和习惯均衡发展，逐步确定和完善的过程，行为主体的需要是医德自律的内在运行机制。

三、他律–自律互补相成

他律是通过职业道德教育灌输，通过客观道德评价，来提高人们的道德素质。自律是通过自我道德教育，自我道德评价和自我道德修养等形式，将外在的社会道德规范、道德原则内化为自己的内心信念，促使自己向道德的高峰攀登。将他律和自律有机地结合起来，称其为他自合律，又称综合律。

（一）他自合律及其基本特征

1. 两律并存　并存，是综合律的基本特征。综合律支持他律论和自律论并存，支持其各自发展学说体系。综合律是建立在他律论和自律论学说基础之上的，两律的丰富和发展也就是综合律学说的丰富和发展。医德自律处处都渗透着他律因素，他律也离不开自律因素；医德自律与他律作为医德运行机制的两翼，是相互结合缺一不可的。没有他律，自律就没有来源。没有自律，他律也就失去了意义。自律和他律彼此之间是相互渗透的。

2. 两律相成　综合律主张他律论和自律论相辅相成发挥作用。在实践中，二者共同发挥协同作用。如果以公式表示，即两律的单独作用力相加，其效益等于或大于相加之和。自律和他律在医德建设中是不断相互转化，相互结合、相互渗透、相互作用，即把来自他律的医德规范转化为行为主体的内心信念，使之成为自律；而自律中创造出来的高尚医德行为，又转化为医德规范，丰富医德范畴，变为他律性的东西。自律与他律的不断转化，揭示了医德发展中一个带规律性的本质特征，即自律与他律的对立统一。

3. 两律互补 综合律主张他律与自律发挥互补与融和作用。综合律主张他律和自律各有自己的特长和不足，两者的相互融合是综合律高级形式。道德理论上可以分为他律和自律，但在实践中，两者往往是融合的。自律是自觉地对医德规范的实践。自律所赖以进行的医德信念和医德情感是实践医德要求的自觉反映，自律受他律的推动和影响，又为他律的进行提供了客观榜样。对于其他医德主体起着启迪、鼓舞和激励的作用。成为其他医德主体的他律。同时，医德自律所得到的认识成果又构成人类共同的医德财富，成为他律中医德规范的有机内容，丰富和发展着医德的他律。从这个意义上讲，没有自律，他律就失去意义，自律是他律发展必不可缺的条件，是他律发展的动力基础。

（二）他自合律与医德养成

1. 医德他律和自律是整体医德养成的两个阶段 整体医德养成是一个极其复杂的实践过程。这个过程包含着两个相互联系而又有区别的阶段，即初级阶段和高级阶。区分这两个阶段的基本标志是主体和医德规范之间关系的性质。

在医德养成初级阶段，医德规范是主体的外在约束，是实现医德他律的必要依托。作为行为准则，医德规范以同时并存、交互作用的约束功能和导向功能，告诫医务工作者应该做什么，不应该做什么。医务工作者按照这些要求和规范调整着自己的一举一动。此时，医德养成尚不是医德主体内在的需求和自由意志的产物，而是主体服从社会、集体、他人对自己的医德要求的结果。这表明主体出于因敬畏医德规范和社会评价而不得不有所遵循和追随。这一阶段的行为虽不乏自律因素，例如医务工作者的向善心理、进取精神等，但是其主要特点仍是被动、从众，这一阶段称之为医德养成他律主导型。

当医德养成进入高级阶段时，医德规范已经被主体内化了，形成了内在需求和绝对命令。此时的医务工作者，要做什么与不做什么，主要的不是听命于外在要求和社会舆论，而是取决于自己的医德信念和自主意志，表明主体已进入对医德规范高度信仰，对大医人格自觉追求的境界中。这一阶段的医德行为虽不能完全脱离他律因素的影响，例如医务工作者某些失衡的心理，某些对立医德观念的碰撞等，但其主要特点是主动、自觉。所以，这一阶段称之为医德养成自律主导型。

上述这两个阶段，前者是后者的基础，后者是前者的发展，二者相互依存、相互作用，共同实现医德养成。

2. 医德他律和自律的相互整合贯穿于医德养成的整个过程 医德行为不断积累形成医德品质的过程，实际上是主体不断从他律走向自律，构建向上攀升的阶梯的过程。这里所说的整合，是指医德主体自主的整合，是医德行为在他律因素与自律因素相互联结、相互作用中，经连续沉积而沉淀为医德品质的过程。医德他律与自律的整合分两个层面同时进行；一个层面是实践整合，其发展过程及规律是从效法他人到自主行动；另一层面是认识整合，其发展过程及规律是从被动内化到主动外化。两个层面交错发生，相互作用，贯穿于医德养成始终。

3. 医德养成过程是医德他律不断转化为自律的过程 医德自律作为一种能力、一种境界，并非医务工作者天生固有的，而是在医德实践中习得的，是在医德养成中从他律向自律不断转化而获得的，整合的真正价值就在于这种转化。从医德他律向医德自律转化，实际上遵循了事物从量变到质变的发展规律。医务工作者从行为中最早的自律因素开始进行的沉积，实质是自律因素经过顺利整合他律因素而实现自身量的积累。当这种积累达到一定的程度，主体便进入自律阶段，此时，一个具体的转化过程便告结束。但对整个自律王国来说，这只是一个小小的环节。一个医务工作者要彻底进入自律王国，就要不断地创造条件，不断从他律向自律转化，这就告诉我们，主体走向自律，不仅不能脱离他律，而且是紧紧依靠他律并积极将其转化，这种转化不可能毕其功于一役，而要经历一个漫长的复杂过程。

第二节 医德他律与伦理素质养成

PPT

一、医德教育

医德教育是指按照社会主义医德的基本原则和规范，运用各种方式和手段，对医务工作者进行的有组织、有目的、有计划的一系列道德教育的活动，是医务人员医学伦理素质养成的重要方式之一。

培养医务人员具备高尚的社会主义医德品质，从广义上说，主要是通过教育而形成，通过锻炼修养而提高。因此，要使社会主义医德的理论、基本原则、规范、范畴等成为每一个医务人员的行为准则和思想品质，就必须十分重视医德教育这一重要环节。

（一）医德教育的作用

医德决定了医务工作者在医务活动中乃至整个社会活动的地位。进行医德教育对医务人员、医疗卫生单位和医疗事业均具有十分重要的作用，表现在以下几个方面。

1. 医德教育是培养合格医学人才的重要手段 良好的道德素质是医务人员为人民健康提供高质量服务的根本和保证。社会主义新型医疗人才不仅要有渊博的现代医学理论知识、娴熟的医疗技术和良好的身体、心理素质，还要有高尚的道德品质。只有具备高尚的医德品质，医务人员才能真正做到不计个人得失，救死扶伤，全心全意为病人服务。医德品质不是医务人员与生俱来或自发形成的，而是通过接受医德教育、后天学习而形成的。医德教育不仅能使医务人员全面系统了解医德基本理论，掌握医学伦理原则和规范体系，自觉加强医德修养，而且有助于医务人员形成正确的人生观、价值观和道德观，培养高尚的医德情操，成为一个德才兼备的医务人员。

2. 医德教育是促进社会主义精神文明建设的重要环节 医德是医疗实践领域的职业道德，是社会主义精神文明的重要内容，医德教育是社会主义精神文明建设的重要组成部分。坚持不懈的医德教育，能激发医务人员的道德意识和情感，增强医德行为的自觉性，提高医德品质。同时，医疗行业是一个服务性极强的行业，医德建设的好坏直接影响到卫生行业及整个社会的道德风尚，医德教育能带动整个医疗领域形成良好的医德风尚，进而促进全社会的精神文明建设。

3. 医德教育是提高医疗质量和推动医疗事业发展的重要保证 医德是医疗服务的指南，是医疗服务质量的有力保证。医德教育是使广大医务人员具有高尚道德品质的最有效途径。随着现代社会的飞速发展、科学技术的突飞猛进及医学高新技术的广泛应用，大量的医疗伦理新问题也应运而生，这给医疗实践带来新的挑战。有效的医德教育不仅有助于提高医务人员的责任感和奉献精神，激发医务人员爱岗敬业，在业务上精益求精，而且能帮助医务人员树立正确的伦理观念，指导医务人员正确处理在临床医疗、卫生事业管理、医学研究、医学教育等实践领域中的各种伦理关系，提高对伦理两难问题的决策能力，从而为医疗对象提供更安全的、高品质的医疗服务，进而促进整体医疗水平的提高，推动医疗事业的发展。

（二）医德教育的内容

医德教育通过提高医德认识、培养医德情感、锻炼医德意志、坚定医德信念、养成医德行为习惯，帮助医务工作者提成医德修养和境界。

1. 提高医德认识 提高医德认识是医德教育的首要内容。医德认识是指医务工作者对医德理论、原则和规范的理解和掌握。认识是行为的先导，没有正确的认识，就难以形成良好的道德行为习惯。

2. 培养医德情感　医德情感是医务人员对医学事业及患者所产生的热爱或憎恨，喜好或厌恶的内心体验。它促使医务人员热爱本职工作，关心患者疾苦，痛患者所痛，激发对患者的高度同情心。随着医德情感的不断深化，医务工作者的事业心和责任感也会日益增强，对待患者就能做到以高度的同情心和责任感，为患者解除痛苦，一视同仁地履行医德义务。

3. 锻炼医德意志　医德意志是指医务工作者选择道德行为的决断能力和践行医德原则、规范时克服困难和障碍的毅力。意志坚强的医务工作者，对职业义务表现出真诚和强烈的责任感，能够经常排除各种障碍，始终不渝地去完成自己的职责，有了这种意志和精神，就能在疑难病患者和危重病患者面前，敢担风险，知难而进。

4. 坚定医德信念　医德信念是指医务工作者对道德理想、目标的坚定不移的信仰和追求。医德信念是推动医务工作者行动的动力，也是促使医德认识转化为医德行为的重要因素。

5. 养成医德行为和习惯　这是医德教育的目的，也是衡量医务工作者医德水平的客观标准。

（三）医德教育过程中的规律性特点

医德教育是一项复杂的系统工程，但这个过程中仍有特点和规律可循。正确认识和掌握医德教育过程中的规律性特点，是实施医德教育的依据，也是选择医德教育方法的客观基础。

1. 医德教育的系统性和综合性　系统性是指伦理学与医学相交叉而产生的，医学伦理学是门独立学科。综合性是指医德教育与理想教育、纪律教育及有关人文学科教育相结合的综合教育。只有抓好与医学专业紧密联系的思想道德的系统教育、综合教育，才能把医务工作者的思想素质提高起来。

2. 医德教育的实践性和规范性　医德教育的特点提示了医德教育的过程和作用，进行医德教育，不仅要注重在医德实践中产生和完善起来的医德规范，更要注重把医德规范放在实践中去检验并付诸实施，促使医务工作者思想道德和行为的相互转化。

3. 医德教育的舆论导向性和内省性　实践证明，任何一种道德行为的形成，在很大程度上有赖于舆论的导向和人们内心的自省力量。进行医德教育，就要注意运用舆论的正确引导，把群众健康的、正确的情绪、态度和看法，作为评价医疗行为的一种有效外力，并把它与人们对自己行为进行自省的内力结合起来。

4. 医德教育的长期性和渐进性　社会主义医德新风的形成，是精神文明建设的一项长期战略任务，必须持久地循序渐进地抓下去，不能指望一劳永逸。同时，就每个受教育的医学生和医务人员的个体而言，其良好的医德品质和行为习惯的形成是一个不断积累、由低到高、从量变到质变的渐进过程。因此，医德教育除了坚持长期外，应耐心细致，不能操之过急，重视受教育者医德水平的任何细微进步，即坚持循序渐进地开展教育，不断提高受教育的医学生和医务人员个体的医德水平。

二、医德评价

（一）医德评价的含义及类型

1. 医德评价的含义　医德评价是指人们根据一定的医德标准，对他人或自己的医德行为和医德品质进行的道德价值判断。

2. 医德评价的类型

（1）社会评价　即医德行为当事人之外的组织或个人通过各种形式对医务工作者的职业行为进行善恶判断并表明倾向性态度。

（2）自我评价　即医务工作者对自己的行为在内心深处进行善恶判断。

（二）医德评价的标准和原则

1. 标准　医德评价标准是衡量医务工作者的医德行为的善恶以及其社会效果优劣的尺度和依据，

即以是否有利于人民身心健康和社会进步为前提，来区别行为善恶。医德评价的道德标准，主要依据三条标准：①疗效标准，即看医疗行为是否有利于患者疾病的缓解和根除；②科学标准，即指医疗行为是否有利于医学科学的发展；③社会标准，即看医疗行为是否有利于人类的健康、长寿、优生和人类生存环境的改善。

这三条标准是一个统一整体，其基本点在于要把患者的医疗利益和健康利益作为确立标准的依据，总的目的是为了人类的健康和幸福。

2. 原则　从医德评价标准出发依据医学目的，选择医学治疗手段，应遵循以下原则。

（1）一致性原则　即选用的医疗手段必须与治疗的目的相一致。在医疗实践中，医务人员必须配合治疗的需要，尽力为病人创造适合治疗的环境和条件，并根据不同患者，不同病种和不同病情的不同需要采取不同的、行之有效的医疗手段和措施，达到减轻痛苦、治愈疾病，恢复健康的目的。

（2）最佳性原则　即对于同一种疾病，在存在多种医疗手段的情况下，应选择当时当地医疗设备和技术条件允许情况下的最佳方案，即疗效最佳、毒副作用和生理功能损伤最小，痛苦最小、耗费最小、安全度最高的医疗手段。

（3）社会性原则　即选择医疗手段时必须考虑社会整体效果。一切医疗手段的选择，在考虑对患者有利的同时，还要顾及整体社会效果。凡是可能给社会带来不良后果的医疗手段，即使符合患者个人的利益，也要遵照集体主义原则，耐心对患者做解释工作，使患者个人利益服从社会整体利益。既不可随意迁就患者，又要使患者的损失降低到最低限度。坚持社会效益第一，又对患者负责任的医疗手段，才是道德的。

（三）医德评价的依据

医务人员的一言一行、一举一动，都出自内心深处的相应动机和目的。为此，可依据其动机与效果、目的与手段进行医德的评价。

1. 动机与效果　动机是指人们行为趋向一定目的的主观愿望或意向，效果是指人们行为所造成的客观后果。在伦理学中：唯动机论者强调动机否认效果，难效果论者强调效果否认动机。我们要坚持马克思主义的动机与效果辩证统一的观点，评价医疗行为时必须从效果上来检验动机，从动机上看效果，把动机和效果统一到实践中并对具体情况作出具体分析。动机与效果相统一的理论，是评价医务人员行为的重要依据。

（1）一般情况下，医务人员好的动机将产生好的效果，坏的动机则产生不好的效果，把动机与效果统一起来，能对医务人员的行为作出客观、公正的评价。

（2）临床医疗行为易受多方面因素的影响和制约，在有些情况下，动机与效果往往不一致，甚至出现矛盾，好的动机有时不一定引起好的效果，不良的动机也可能"阴差阳错"而出现好的效果。在这种情况下，评价医疗行为的道德是非，应该联系全部医疗实践活动来判断，切不可简单地以效果来判断动机，也不能以动机代替效果。当好的动机产生坏的效果时，就要客观地分析医务人员产生坏效果的原因，避免简单地以效果否定动机的片面性。同样，坏的动机产生好的结果时，就要联系动机分析效果，对这种效果作出公正的评价。进行医德评价时，离开效果的判断显得没有客观准绳，离开动机的判断，也必然会产生片面性，唯一正确的方法是坚持动机与效果的辩证统一分析。

（3）医务人员行为动机与效果的统一基础是实践。对主观动机的检验，不仅要注意效果，而且要坚持在医疗实践中全面考察。好的动机产生坏的效果，可以在以后实践中总结经验，不断改进，最终达到动机与效果的统一。坏的动机产生好的效果，也可以在以后的实践中得到澄清与验证，从而使动机与效果统一起来。

2. 目的与手段　目的是指医务人员经过自己努力期望达到的目标，手段是指为达到这一目标所采取的措施、方法和途径。两者之间既相互联系又相互制约，构成一个对立统一的整体。目的规定手段，手段服从目的。目的与手段的统一，构成了医德评价的又一标准。没有目的的手段将失去评价的意义；一定目的的实现总是要借助于一定的手段。进行医德行为评价时，要从目的与手段的统一出发，不仅要看是否有正确的目的，而且还要看是否选择了恰当的手段，避免目的与手段相背离而产生片面性的结论。为确保行为目的与手段达到善的统一，所选择的手段必须符合医学伦理目的。而要做到这一点，医务人员应该遵循一致性、最佳性和社会性等原则。

（四）医德评价的方式

医德评价是医学领域中道德行为的调节控制器，其作用是通过社会舆论、传统习俗和内心信念等三种无形而深刻的伦理方式来实现的。前两者是来自社会的评价，属于客观评价；后者是自我评价，属于主观评价。

1. 社会舆论　社会舆论是指公众对某种社会现象、事件和行为的看法和态度。社会舆论有正式和非正式两种。正式的社会舆论是由国家或社会组织，利用各种工具，如报纸、电视、广播等进行有目的的宣传、赞扬、肯定或谴责、否定一些医疗行为或作风，以达到教育、影响医务工作者行为选择的目的。它代表舆论的方向，是社会舆论的主流，对医德行为的影响最大。非正式的社会舆论是人们依据一定的道德观念、道德原则或传统习惯而自发形成的舆论。这类舆论是有一定的差异性，它可能是正确的也可能是错误的，可能是集中的也可能是分散的，有的起积极作用，有的起消极作用，这就要求我们对社会舆论要有识别能力，正确对待。

2. 传统习俗　传统习俗是指人们在长期社会生活中形成的稳定的、习以为常的行为倾向和行为规范。它与社会心理、民族感情交织在一起，形成了持久性、稳定性和群众性特点。积极的传统习俗对良好医德的形成具有促进作用；消极的传统习俗对医德的发展起阻碍作用。在医德评价时对传统习俗必须做具体分析，取其精华，去其糟粕，批判继承，尊重传统又不把传统神圣化；提倡创新，顺应社会进步，树立新的医德风尚。

3. 内心信念　内心信念是指医务工作者发自内心地对医德义务的深刻认识和强烈的责任感，是把医德原则内化为高度自觉的思想品质，是医务工作者对自己进行善恶评价的精神力量，它以良心的形式进行道德评判。

内心信念的特点主要表现在：①深刻性，内心信念是深刻的医德认识，炽热的医德情感和坚强的医德意志的统一，深入到内心深处；②稳定性，医务工作者的内心信念一旦形成，就不会轻易改变，在相当长的时期内影响并支配着自己的医德行为；③监督性，内心信念作为一种强烈的道德责任感，推动医务工作者道德评价和行为选择，具有约束监督的作用。

社会舆论、传统习俗和内心信念三种医德评价方式各有其自己的特点：社会舆论是现实的力量，具有广泛性；传统习俗是历史的力量，具有持久性；内心信念是自我的力量，具有深刻性。三者作为有机整体，共同实现医德评价。

三、医德监督

（一）医德监督的含义及意义

1. 医德监督的含义　医德监督是指通过各种有效途径和方法，去检查、评估医务工作者的医疗卫生行为是否符合医德原则和行为规范，从而帮助其树立良好医德风尚的活动。简而言之，就是按照医德标准和原则，对医务工作者履行医德规范的情况所进行的检查和督促活动。在医疗卫生部门广泛深入地开展医德监督活动，可以提高广大医务工作者的医德品质，督促他们自觉地严格遵守医德原则和规范，对于维护医疗卫生活动的正常秩序，更好地提高医疗卫生工作的质量和水平，促进医学科学的发展，保护人民健康，加强社会主义精神文明建设，都有着十分重要的意义和作用。

2. 实施医德监督的意义　医德监督是搞好医德医风建设的重要保证。医德监督依据医德的基本原则和规范，通过各种有效途径和方法，对医务工作者的行为进行督促检查，以确保医务工作者在医疗实践中自觉地遵守医德行为规范和原则，从而加强社会主义医德医风建设。

医德监督是培养医务工作者良好医德品质的重要条件。医德品质的形成是由他律性医德责任感向自律性医德责任感转化的过程，存在一个由外化向内化演化的过程。完成这个过程需要一定的主观和客观条件。主观条件是医务工作者自身的医德修养程度和自觉性的高低，这与医务工作者医德教育水平密切相关；客观条件则是外部客观环境的优劣状况。这与能否对医务工作者进行有效的医德监督密切相关。因此在加强社会主义医德医风建设中，医德监督是培养医务工作者良好医德品质的不可缺少和替代的重要因素。

（二）医德监督的形式及其实现

1. 医德监督的形式

（1）**法律监督**　马克思主义认为，道德与法律是对立统一的关系，虽然道德是通过说服教育和榜样感化的自律性行为规范，通过社会舆论的赞扬和谴责、表彰和批评的方式来实现的，而法律则是通过禁令或强制性的他律性规范，依靠审讯和裁决来强制执行；但是道德与法律在某些内容上又是相互依存、相辅相成的，在一定条件下二者是可以相互转化。道德教育和道德舆论的作用有助于提高法律的尊严和功效，而法律则能够加强道德的影响威力。道德固然以扬善为基本特征，但治恶也是不可缺少的一个方面。法律监督以强制为特征，是更有效的治恶手段。以法律来监督道德行为，对于各种非道德行为无疑会起到震慑作用。对非道德行为的惩罚无异于对道德行为的褒扬。特别是在社会转型时期，法律监督可以给人们确定的价值定向，有助于迅速扭转社会行为的失范状态。这一手段是其他手段所无法替代的，对道德活动从根本上起到了有效的保障作用。如我国已经出台的《中华人民共和国医师法》《医疗事故处理条例》等法规，对增强医务工作者的责任感和提高遵守医德规范的自觉性，具有十分重要的促进和保证作用。

（2）**舆论监督**　通过新闻媒体和人民群众广泛的口头、文字信息传播，实施对医疗卫生单位的舆论监督，是一种快捷、直接、震慑力大、影响面广的医德监督实施方式。这种方式在社会主义医德建设中发挥着不可替代的舆论导向和监督作用。在我国，有目的、有计划、有组织地形成的舆论监督，是医德监督的主要组成部分，在医德行为导向上起着主要的、积极的作用。在现实社会生活中，医德舆论已成为监督、评价医务人员医德行为的一种手段，对促进社会主义医德医风建设和精神文明建设起着越来越重要的作用。

（3）**群众监督**　群众中蕴含着丰富的医德监督的智慧和能力。动员人民群众直接参与医德监督，是近年来医疗卫生部门实施医德监督改革的重要举措，它具有广泛性、群众性和客观性的特点。因此，医院应该采取切实可行的措施，增加管理的透明度，将医疗机构的各项管理制度、医德行为规范等向群众公开，自觉接受社会各界的监督。同时，还应建立和完善各种有利于群众监督的规章制度和有效措施。

（4）**制度监督**　制度以其强制性和强有力的约束机制对人们的行为产生制约作用。医疗卫生部门的各项规章制度都是依据一定的医德原则和规范制定的，把这些医德内容以制度的形式反映出来，可使医务工作者在执行规章制度的同时接受医德监督，并以此提高医务工作者的医德水平。如医疗质量评估考核制度、奖惩制度、医德医风考评制度等，都反映了医德建设的要求，为医务工作者提供了正确的行为导向，使医务工作者在规章制度的指引下树立正确的医德观念，履行医德义务。

目前，在医德医风建设中，建立健全医德监督的激励约束机制尤为重要。一是要建立医德评价指标体系，使医德的评价和监督建立在科学客观的评价制度的基础之上。二是要严格执行奖惩制度。凡是违犯了医德规范的医务工作者。要根据实际情况给予批评教育，令其改正。情节严重的要给予处罚、处理甚至依法惩处。对于模范遵守医德规范的先进个人，要运用物质和精神的手段予以激励。

（5）自我监督　自我监督是医务工作者依靠其内在的、自身的力量对其医德品质和行为的监督。自我监督是医德监督的一个重要方面，也是医务工作者发挥主观能动性，加强修养的自省、自控的重要方式。因为在医疗实践中，很多工作常常是在没有他人监督下独立进行的，社会舆论、规章制度等监督手段是很难直接发生作用的，这主要靠医务工作者的"慎独"，靠其内在的自控自律能力，靠自身的职业良心监督。医德自我监督是以医德原则、规范为标准，以"将心比心"的良心萌发为前提，在此基础上自己检查自己的言行，改正不符合医德要求的行为，坚持正确的行为，从而达到自我约束，实现医德他律性向医德自律性转化。

2. 医德监督的实现　医德监督具有自己的特殊性，必须依据其自身的规律和特点来确保医德监督的实现，需要坚持将法律监督、舆论监督、群众监督、制度监督和自我监督相结合的综合监督的原则。其中前四种监督形式属于外部监督，而自我监督属于内部监督。医德监督与一般意义上的各种监督活动相比较，要复杂得多，只有坚持综合监督的原则，以自我监督为主，经常进行内部监督与外部监督的结合，目的归根到底是为了使医务工作者树立正确的医德观念。对其医德过失不仅仅是惩处了事，最重要的是从积极方面给予疏导、教育和指引，使之积极遵从医德规范。这是取得良好监督成效的重要举措。

第三节　医德自律与伦理素质养成

PPT

一、医德修养

（一）医德修养的含义与意义

1. 医德修养的含义　医德修养是医务工作者在医德方面通过自我教育、自我塑造，把医德理论、原则和规范转化为个人的医德品质的过程，以及经过学习和实践所达到的医德境界。它包括两方面的内容：一是医务工作者按照社会主义医德原则和规范所进行的磨炼意志，实践医德的过程；二是医务工作者在医德实践中经过长期努力所达到的医德境界或医德水平。

2. 医德修养的意义　医德修养对医务人员医学伦理素质养成有重要的意义。

（1）医德修养有助于医德教育的深化　医德教育是医务人员养成高尚医德品质的外在条件，其最终是否能够取得成效，取决于医务人员的主观努力和接受程度，即医德修养的能力和水平。

（2）医德修养是形成医德品质的内在依据　医务人员医德品质的养成，需要通过医德修养，将医德意识外化为医学伦理行为和内化为医德品质。医德教育是外在条件，而医德修养却是内在依据。只有通过医德修养，外在社会的医德要求才能转化为医务人员的内在医德品质。

（3）医德修养有助于形成良好的医德医风　在医疗活动中，由于医患双方医学知识的信息不对称性，大多数患者没有系统的医学知识，对医疗服务质量很难进行全面的监督，医疗机构及其医务人员服务质量的优劣，主要取决于医务人员的医德修养水平。医务人员自觉进行医德修养，将有助于良好医德医风的形成，进而才能不断地提高医疗卫生服务水平和形成和谐的医患关系。

（二）医德修养的途径和方法

1. 坚持实践是医德修养的根本途径　医务人员进行医德修养必须坚持实践，一方面要在医学发展和临床实践中进行医德修养，另一方面要在有关医德实践中进行医德修养。只有在实践中，在同患者、医务人员的相互交往中，才能发生行为善恶，做出道德判断。离开医疗实践，离开医患关系，医德修养就成了一句空话。因此，医务人员只有在医疗实践中自觉地进行自我锻炼、自我教育、自我改造，才是医德修养的根本途径。

2. 医德修养的方法　在人类历史上，古今中外的大医、名家为医德修养的养成，提供了许多可资借鉴的宝贵经验，包括：

（1）自我反省　作为医德修养方法的自我反省，是指医务人员以社会主义医德规范体系为标准，在实事求是地回顾自己所作所为的基础上，进行自我评价、自我批评和自我改造。

（2）见贤思齐　《黄帝内经》《神农本草经》等中医经典以及"杏林春暖""悬壶济世"等佳话的流传，无不强烈地反映出以贤为师的医德传统。借鉴运用见贤思齐的医德修养方法，应该掌握三个要点：一是志存高远，把"贤者"也就是大医风范作为自己修养的目标。认定真贤，确立大志，医德修养才会有恒久动力。二是主动修养，主动"见"和"思"，积极努力于"齐"。若无积极主动精神，贤者近在眼前也会无动于衷。三是知己知彼，善于比较，正确评价和对照自己及贤者，从而找到自己的差距和赶超对策。

（3）力行慎独　"慎独"是一种独特的道德修养方法，是指在个人独处，没有任何人监督的情况下，仍能坚守道德信念按照道德原则行事。医德修养中的慎独指的是医务人员在单独工作、无人监督时，仍能坚守医德信念，严格按照医德规范行事的修养方法及其所达到的境界。医务工作的特殊性更体现出"慎独"的重要性。一般患者缺乏医疗知识，对医务人员用药是否安全、合理、全面、准确，抢救是否及时，所做检查有无必要，都很难了解，尤其患者昏迷、麻醉、意识不清的情况下，对医务人员更是无法监督。因此，医疗工作特别需要从业人员的"慎独"，需要医务人员时时处处以医德标准约束自己。

 素质提升

大医风范孙思邈

隋末唐初的药王孙思邈，幼年时体弱，青年时期对当时的"末俗小人，多行诡诈"的颓败医风深有感触，于是16岁时遂以张仲景在《伤寒杂病论》中所阐述的"知人爱人"医学人道思想为精神支柱，立志学医。20岁以后，他学成行医，便为乡邻亲友治病，每每获良效，虽然年纪轻轻却已颇有名气。孙思邈在整个医学生涯中深感医生责任的重大和医德素质对一名医者的重要性，他提出"人命至重，有贵千金，一方济之，德逾于此"的传世名言，并以反映这一思想精髓的"千金"二字命名自己的经典之作《备急千金药方》，其序例论《大医精诚》篇中，对大医进行了深刻阐释，强调医家必须具备"精"（精湛的医术）"诚"（高尚的医德）的境界，认为只有具备"精"和"诚"的医家才是大医。更难能可贵的是他还以自己的终生实践为之作出了生动鲜明的诠释，赢得了"苍生大医"的桂冠。

二、医德境界

（一）医德境界的概念

医德境界指医务工作者从一定的医德观念出发，经过医德修养所达到的不同层次的医德品质水平。

（二）医德境界的层次 　微课

每个医务人员的医德境界是不同的，在我国现实社会中，按照从高到低的层次性标准，医德境界可分为以下四种层次。

1. 最高层次　即大公无私的医德境界。其特点主要为：医务人员把利于患者、集体和社会作为执业行为准则，自觉坚持，持之以恒；凡事先为患者、集体和社会着想，把维护患者、集体和社会的利益作为自己的天职，对患者、同事极端热忱，对工作极端负责，对技术精益求精，全心全意为人民的健康服务；时时、事事、处处体现"毫不利己、专门利人"的精神；把患者的康复、医疗卫生保健事业的发展作为自己的追求和幸福等。就实际情况而言，处在这一境界的医务人员是少数，但社会主义医德倡导和鼓励医务人员积极追求这种价值取向、职业理想和大医风范。

2. 较高层次　即先公后私的医德境界。其特点主要为：在职业实践中，医务人员凡事首先考虑患者、集体和社会，然后考虑自己，虽然也考虑个人利益，但总是把患者、集体和社会的利益放在个人利益之上；关心患者的疾苦，严于律己而宽以待人；对工作认真负责，愿意多做贡献而不计较报酬；当个人利益与患者、集体和社会的利益发生冲突时，不惜牺牲个人的利益等。先公后私的医德境界是大多数医务人员应该追求和完全可以达到的境界。

3. 较低层次　即先私后公的医德境界。其主要特点为：主观为自己、客观为患者，先为自己打算，后为患者打算。目前，少数医务人员处于先私后公的医德境界。他们信奉的是"利己行医，行医利人"，在医疗卫生保健服务中主观上多少会考虑患者、集体和社会的利益，在满足个人私利的情况下，也会在一定程度上为患者、集体和社会的利益着想。但是，当个人利益与患者、集体和社会的利益发生冲突时，他们会变得犹豫不定，最终可能以牺牲患者、集体和社会的利益而满足个人的利益。这种医德境界滑向最低层次的可能性很大，所以必须严加防范。

4. 最低层次　即自私自利的医德境界。其主要特点为：处在这种境界中的医务人员把医疗卫生保健服务作为获得名利的资本和手段。他们或者"钱"字当头，设法从患者身上索取钱财；或者"名"字当头，不经过患者知情同意，通过随意获取生物、遗传材料进行研究而捞取荣誉等。在我国现阶段，只有少数医务人员处于这种医德境界之中。但这会严重损害患者健康权益，败坏医疗卫生保健行业的名声，很容易引起患者和社会的高度关注和舆论谴责，影响医患关系的和谐与医患之间的信任，后果极其恶劣并产生放大效应，必须坚决抵制。

在以上四个层次的医德境界中，最高和较高层次属于社会主义医德境界的范畴，其中大公无私的医德境界属于社会主义医德的最高层次，是共产主义道德的体现，而较低和最低层次都不属于社会主义医德境界的范畴，不符合社会主义医德的基本要求。

三、增强医德修养自觉性，努力提升医德境界

（一）树立坚定的医德理想人格信念

理想人格是人格的升华，包含两个方面的意义：一方面，是指一定道德原则和规范的结合和融合；另一方面，体现在一定社会和一定阶级的理想人物身上的高尚道德品质中。

（二）在医疗实践中提升医德修养

作为一名医务工作者，要坚持身体力行，把自己掌握的医德理论运用到医疗实践中去，指导自己的言行，准确地认识自己在医德修养上所下的功夫和达到的水平，及时发现自己的差距，纠正不符合医德要求的思想和行为，推动医德修养的不断深化。在实践中提升医德修养要从三方面做起：①要在坚持全心全意为人民身心健康服务的医疗实践中认识主观世界，改造主观世界；②要在医疗实践中检验自己的言行，检验自我修养方面下功夫；③要坚持随着医学和医疗卫生事业的不断发展，使自己的认识不断提高，医德修养不断深化。

（三）医德自律与他律相融相成提升医德境界

医务工作者要加强医德修养，提升医德境界，一方面必须自觉进行自律观的培养。自律，就是自己对自己的严格要求和约束。自律既是道德修养的一种方法，又是道德修养所要达到的一种境界。自律境界能使医务人员在单独工作、无人监督时，仍能坚持医德信念、履行医德原则和规范，自觉进行反省活动，并经过修养达到高尚的无私奉献的医德境界。努力做到自律，需要坚持以下几点：①确立医德理想，认识自律境界，增强医德修养的主动性和自觉性，持之以恒，坚持不懈；②在自己的思想和行为的隐蔽和微小处下功夫，防微杜渐，勿因小善而不为，勿因小恶而为之，积小善而成大德；③打消一切侥幸、省事的念头，特别是劳累过度，有厌烦情绪时，愈发以自律精神要求自己，养成良好习惯，逐步达到自律境界。另一方面可以借助他律完成医德修养。他律是指医务工作者在行为选择中，其医德观念和动机等环节受制于社会所制订和推行的医德规律及其赏罚机制的决定或影响，即医务工作者接受社会为自己确立的医德法规，并遵循这些医德法规行事。因此，医务工作者应积极学习医德典范，自觉地进行自我批评，自觉接受监督，检点自己的言行，并自觉同各种违反医德的行为做斗争。通过医德自律、他律的相融相成和长期的磨炼、修炼，不断提升自身的医德境界。

目标检测

答案解析

一、选择题

A 型题

1. 医德行为评价的依据是（   ）

    A. 动机与目的、效果与手段的统一　　　　B. 动机与效果、目的与手段的统一

    C. 动机与手段、目的与效果的统一　　　　D. 目的与效果、目的与手段的统一

    E. 目的与动机、动机与效果的统一

2. 医德评价的方式是（   ）

    A. 内心信念、规范约束和传统习俗　　　　B. 内心信念、法律约束和社会舆论

    C. 社会舆论、传统习俗和内心信念　　　　D. 社会舆论、法律约束和内心信念

    E. 法律约束、职业规范和传统习俗

3. 医德修养的根本途径是（   ）

    A. 学习　　　　　　B. 医疗实践　　　　　　C. 立志

    D. 躬行　　　　　　E. 反省

X 型题

4. 医德监督的形式有（   ）

    A. 法律监督　　　　B. 舆论监督　　　　　　C. 群众监督

    D. 制度监督　　　　E. 自我监督

5. 医德教育的内容包括（   ）

    A. 提高医德认识　　B. 培养医德情感　　　　C. 锻炼医德意志

    D. 坚定医德信念　　E. 养成医德行为和习惯

二、思考题

患者发热达 38.9℃，伴恶心、呕吐，晚上 10 时 30 分，母亲陪同患者前往医院急诊。经导诊到内科

诊室就诊，值班医生魏某让患者张嘴，拿手电筒晃一晃即说："扁桃体肥大，赶快到五官科看。"母子俩手持病历卡来到了五官科诊室，五官科医生检查后说："这明明是内科疾病，他们瞎搞。"就让患者返回内科诊室，内科医生魏某又将患者打发到五官科，如此折腾了两三个来回，患者不停呕吐、呻吟。无奈之下，只得去另一家医院急诊，经检查是急性阑尾炎，立即手术。

思考：

从医德行为的角度分析医务人员做法上有什么不当之处？

（李明芳）

书网融合……

本章小结

微课

题库

附 录

国内外医学伦理文献资料

一、中华人民共和国医学生誓词

健康所系,性命相托。

当我步入神圣医学学府的时刻,谨庄严宣誓:

我志愿献身医学,热爱祖国,忠于人民,恪守医德,尊师守纪,刻苦钻研,孜孜不倦,精益求精,全面发展。我决心竭尽全力除人类之病痛,助健康之完美,维护医术的圣洁和荣誉。救死扶伤,不辞艰辛,执着追求,为祖国医药卫生事业的发展和人类身心健康奋斗终身。

二、《医疗机构从业人员行为规范》

（2012 年 6 月 26 日,由卫生部、国家食品药品监管局、国家中药管理局联合印发）

第一章　总则

第一条　为规范医疗机构从业人员行为,根据医疗卫生有关法律法规、规章制度,结合医疗机构实际,制定本规范。

第二条　本规范适用于各级各类医疗机构内所有从业人员,包括:

（一）管理人员。指在医疗机构及其内设各部门、科室从事计划、组织、协调、控制、决策等管理工作的人员。

（二）医师。指依法取得执业医师、执业助理医师资格,经注册在医疗机构从事医疗、预防、保健等工作的人员。

（三）护士。指经执业注册取得护士执业证书,依法在医疗机构从事护理工作的人员。

（四）药学技术人员。指依法经过资格认定,在医疗机构从事药学工作的药师及技术人员。

（五）医技人员。指医疗机构内除医师、护士、药学技术人员之外从事其他技术服务的卫生专业技术人员。

（六）其他人员。指除以上五类人员外,在医疗机构从业的其他人员,主要包括物资、总务、设备、科研、教学、信息、统计、财务、基本建设、后勤等部门工作人员。

第三条　医疗机构从业人员,既要遵守本文件所列基本行为规范,又要遵守与职业相对应的分类行为规范。

第二章　医疗机构从业人员基本行为规范

第四条　以人为本,践行宗旨。坚持救死扶伤、防病治病的宗旨,发扬大医精诚理念和人道主义精神,以患者为中心,全心全意为人民健康服务。

第五条 遵纪守法，依法执业。自觉遵守国家法律法规，遵守医疗卫生行业规章和纪律，严格执行所在医疗机构各项制度规定。

第六条 尊重患者，关爱生命。遵守医学伦理道德，尊重患者的知情同意权和隐私权，为患者保守医疗秘密和健康隐私，维护患者合法权益；尊重患者被救治的权利，不因种族、宗教、地域、贫富、地位、残疾、疾病等歧视患者。

第七条 优质服务，医患和谐。言语文明，举止端庄，认真践行医疗服务承诺，加强与患者的交流与沟通，积极带头控烟，自觉维护行业形象。

第八条 廉洁自律，恪守医德。弘扬高尚医德，严格自律，不索取和非法收受患者财物，不利用执业之便谋取不正当利益；不收受医疗器械、药品、试剂等生产、经营企业或人员以各种名义、形式给予的回扣、提成，不参加其安排、组织或支付费用的营业性娱乐活动；不骗取、套取基本医疗保障资金或为他人骗取、套取提供便利；不违规参与医疗广告宣传和药品医疗器械促销，不倒卖号源。

第九条 严谨求实，精益求精。热爱学习，钻研业务，努力提高专业素养，诚实守信，抵制学术不端行为。

第十条 爱岗敬业，团结协作。忠诚职业，尽职尽责，正确处理同行同事间关系，互相尊重，互相配合，和谐共事。

第十一条 乐于奉献，热心公益。积极参加上级安排的指令性医疗任务和社会公益性的扶贫、义诊、助残、支农、援外等活动，主动开展公众健康教育。

第三章 管理人员行为规范

第十二条 牢固树立科学的发展观和正确的业绩观，加强制度建设和文化建设，与时俱进，创新进取，努力提升医疗质量、保障医疗安全、提高服务水平。

第十三条 认真履行管理职责，努力提高管理能力，依法承担管理责任，不断改进工作作风，切实服务临床一线。

第十四条 坚持依法、科学、民主决策，正确行使权力，遵守决策程序，充分发挥职工代表大会作用，推进院务公开，自觉接受监督，尊重员工民主权利。

第十五条 遵循公平、公正、公开原则，严格人事招录、评审、聘任制度，不在人事工作中谋取不正当利益。

第十六条 严格落实医疗机构各项内控制度，加强财物管理，合理调配资源，遵守国家采购政策，不违反规定干预和插手药品、医疗器械采购和基本建设等工作。

第十七条 加强医疗、护理质量管理，建立健全医疗风险管理机制。

第十八条 尊重人才，鼓励公平竞争和学术创新，建立完善科学的人员考核、激励、惩戒制度，不从事或包庇学术造假等违规违纪行为。

第十九条 恪尽职守，勤勉高效，严格自律，发挥表率作用。

第四章 医师行为规范

第二十条 遵循医学科学规律，不断更新医学理念和知识，保证医疗技术应用的科学性、合理性。

第二十一条 规范行医，严格遵循临床诊疗和技术规范，使用适宜诊疗技术和药物，因病施治，合理医疗，不隐瞒、误导或夸大病情，不过度医疗。

第二十二条 学习掌握人文医学知识，提高人文素质，对患者实行人文关怀，真诚、耐心与患者沟通。

第二十三条　认真执行医疗文书书写与管理制度，规范书写、妥善保存病历材料，不隐匿、伪造或违规涂改、销毁医学文书及有关资料，不违规签署医学证明文件。

第二十四条　依法履行医疗质量安全事件、传染病疫情、药品不良反应、食源性疾病和涉嫌伤害事件或非正常死亡等法定报告职责。

第二十五条　认真履行医师职责，积极救治，尽职尽责为患者服务，增强责任安全意识，努力防范和控制医疗责任差错事件。

第二十六条　严格遵守医疗技术临床应用管理规范和单位内部规定的医师执业等级权限，不违规临床应用新的医疗技术。

第二十七条　严格遵守药物和医疗技术临床试验有关规定，进行实验性临床医疗，应充分保障患者本人或其家属的知情同意权。

第五章　护士行为规范

第二十八条　不断更新知识，提高专业技术能力和综合素质，尊重关心爱护患者，保护患者的隐私，注重沟通，体现人文关怀，维护患者的健康权益。

第二十九条　严格落实各项规章制度，正确执行临床护理实践和护理技术规范，全面履行医学照顾、病情观察、协助诊疗、心理支持、健康教育和康复指导等护理职责，为患者提供安全优质的护理服务。

第三十条　工作严谨、慎独，对执业行为负责。发现患者病情危急，应立即通知医师；在紧急情况下为抢救垂危患者生命，应及时实施必要的紧急救护。

第三十一条　严格执行医嘱，发现医嘱违反法律、法规、规章或者临床诊疗技术规范，应及时与医师沟通或按规定报告。

第三十二条　按照要求及时准确、完整规范书写病历，认真管理，不伪造、隐匿或违规涂改、销毁病历。

第六章　药学技术人员行为规范

第三十三条　严格执行药品管理法律法规，科学指导合理用药，保障用药安全、有效。

第三十四条　认真履行处方调剂职责，坚持查对制度，按照操作规程调剂处方药品，不对处方所列药品擅自更改或代用。

第三十五条　严格履行处方合法性和用药适宜性审核职责。对用药不适宜的处方，及时告知处方医师确认或者重新开具；对严重不合理用药或者用药错误的，拒绝调剂。

第三十六条　协同医师做好药物使用遴选和患者用药适应证、使用禁忌、不良反应、注意事项和使用方法的解释说明，详尽解答用药疑问。

第三十七条　严格执行药品采购、验收、保管、供应等各项制度规定，不私自销售、使用非正常途径采购的药品，不违规为商业目的统方。

第三十八条　加强药品不良反应监测，自觉执行药品不良反应报告制度。

第七章　医技人员行为规范

第三十九条　认真履行职责，积极配合临床诊疗，实施人文关怀，尊重患者，保护患者隐私。

第四十条　爱护仪器设备，遵守各类操作规范，发现患者的检查项目不符合医学常规的，应及时与医师沟通。

第四十一条　正确运用医学术语，及时、准确出具检查、检验报告，提高准确率，不谎报数据，不伪造报告。发现检查检验结果达到危急值时，应及时提示医师注意。

第四十二条　指导和帮助患者配合检查，耐心帮助患者查询结果，对接触传染性物质或放射性物质的相关人员，进行告知并给予必要的防护。

第四十三条　合理采集、使用、保护、处置标本，不违规买卖标本，谋取不正当利益。

第八章　其他人员行为规范

第四十四条　热爱本职工作，认真履行岗位职责，增强为临床服务的意识，保障医疗机构正常运营。

第四十五条　刻苦学习，钻研技术，熟练掌握本职业务技能，认真执行各项具体工作制度和技术操作常规。

第四十六条　严格执行财务、物资、采购等管理制度，认真做好设备和物资的计划、采购、保管、报废等工作，廉洁奉公，不谋私利。

第四十七条　严格执行临床教学、科研有关管理规定，保证患者医疗安全和合法权益，指导实习及进修人员严格遵守服务范围，不越权越级行医。

第四十八条　严格执行医疗废物处理规定，不随意丢弃、倾倒、堆放、使用、买卖医疗废物。

第四十九条　严格执行信息安全和医疗数据保密制度，加强医院信息系统药品、高值耗材统计功能管理，不随意泄露、买卖医学信息。

第五十条　勤俭节约，爱护公物，落实安全生产管理措施，保持医疗机构环境卫生，为患者提供安全整洁、舒适便捷、秩序良好的就医环境。

第九章　实施与监督

第五十一条　医疗机构行政领导班子负责本规范的贯彻实施。主要责任人要以身作则，模范遵守本规范，同时抓好本单位的贯彻实施。

第五十二条　医疗机构相关职能部门协助行政领导班子抓好本规范的落实，纪检监察纠风部门负责对实施情况进行监督检查。

第五十三条　各级卫生行政部门要加强对辖区内各级各类医疗机构及其从业人员贯彻执行本规范的监督检查。

第五十四条　医疗卫生有关行业组织应结合自身职责，配合卫生行政部门做好本规范的贯彻实施，加强行业自律性管理。

第五十五条　医疗机构及其从业人员实施和执行本规范的情况，应列入医疗机构校验管理和医务人员年度考核、医德考评和医师定期考核的重要内容，作为医疗机构等级评审、医务人员职称晋升、评先评优的重要依据。

第五十六条　医疗机构从业人员违反本规范的，由所在单位视情节轻重，给予批评教育、通报批评、取消当年评优评职资格或低聘、缓聘、解职待聘、解聘。其中需要追究党纪、政纪责任的，由有关纪检监察部门按照党纪政纪案件的调查处理程序办理；需要给予行政处罚的，由有关卫生行政部门依法给予相应处罚；涉嫌犯罪的，移送司法机关依法处理。

第十章　附则

第五十七条　本规范适用于经注册在村级医疗卫生机构从业的乡村医生。

第五十八条　医疗机构内的实习人员、进修人员、签订劳动合同但尚未进行执业注册的人员和外包服务人员等，根据其在医疗机构内从事的工作性质和职业类别，参照相应人员分类执行本规范。

第五十九条　本规范由卫生部、国家中医药管理局、国家食品药品监督管理局负责解释。

第六十条　本规范自公布之日起施行。

三、大医精诚

（唐）孙思邈《备急千金要方》

张湛曰：夫经方之难精，由来尚矣。今病有内同而外异，亦有内异而外同，故五脏六腑之盈虚，血脉荣卫之通塞，固非耳目之所察，必先诊候以审之。而寸口关尺，有浮沉弦紧之乱；腧穴流注，有高下浅深之差；肌肤筋骨，有厚薄刚柔之异。唯用心精微者，始可与言于兹矣。今以至精至微之事，求之于至粗至浅之思，岂不殆哉？若盈而益之，虚而损之，通而彻之，塞而壅之，寒而冷之，热而温之，是重加其疾，而望其生，吾见其死矣。故医方卜筮，艺能之难精者也。既非神授，何以得其幽微？世有愚者，读方三年，便谓天下无病可治；及治病三年，乃知天下无方可用。故学者必须博极医源，精勤不倦，不得道听途说，而言医道已了，深自误哉！

凡大医治病，必当安神定志，无欲无求，先发大慈恻隐之心，誓愿普救含灵之苦。若有疾厄来求救者，不得问其贵贱贫富，长幼妍蚩，怨亲善友，华夷愚智。普同一等，皆如至亲之想。亦不得瞻前顾后，自虑吉凶，护惜身命。见彼苦恼，若己有之。深心凄怆，勿避险巇、昼夜、寒暑、饥渴、疲劳，一心赴救，无作工夫形迹之心，如此可为苍生大医，反之则是含灵巨贼。

自古明贤治病，多用生命以济危急，虽曰贱畜贵人，至于爱命，人畜一也。损彼益己，物情同患，况于人乎？

夫杀生求生，去生更远，吾今此方所以不用生命为药者，良由此也。其虻虫、水蛭之属，市有先死者，则市而用之，不在此例。只如鸡卵一物，以其混沌未分，必有大段要急之处，不得已隐忍而用之，能不用者，斯为大哲，亦所不及也。其有患疮痍下痢，臭秽不可瞻视，人所恶见者，但发惭愧凄怜忧恤之意，不得起一念芥蒂之心，是吾之志也。

夫大医之体，欲得澄神内视，望之俨然，宽裕汪汪，不皎不昧，省病诊疾，至意深心，详察形候，纤毫勿失，处判针药，无得参差，虽曰病宜速救，要须临事不惑，唯当审谛覃思，不得于性命之上，率而自逞俊快，邀射名誉，甚不仁矣。

又到病家，纵绮罗满目，勿左右顾眄；丝竹凑耳，无得似有所娱；珍羞迭荐，食如无味；醽醁（líng lù）兼陈，看有若无。所以尔者，夫一人向隅，满堂不乐，而况病人苦楚，不离斯须，而医者安然欢娱，傲然自得，兹乃人神之所共耻，至人之所不为，斯盖医之本意也。

夫为医之法，不得多语调笑，谈谑喧哗，道说是非，议论人物，炫耀声名，訾毁诸医，自矜己德，偶然治瘥一病，则昂头戴面，而有自许之貌，谓天下无双，此医人之膏肓也。

老君曰：人行阳德，人自报之；人行阴德，鬼神报之；人行阳恶，人自报之，人行阴恶，鬼神害之。寻此二途，阴阳报施，岂诬也哉？

四、医家五戒十要

（明）陈实功《外科正宗》

（一）五戒

一戒：凡病家大小贫富人等，请视者便可往之，勿得迟延厌弃，欲往而不往，不为平易。药金勿论轻重有无，当尽力一例施与，自然阴骘日增，无伤方寸。

二戒：凡视妇女及孀尼僧人等，必候侍者在旁，然后入房诊视，倘旁无伴，不可自看。

假有不便之患，更宜真诚窥睹虽对内人不可谈，此因闺阃故也。

三戒：不得出脱病家珠珀珍贵等送家合药，以虚存假换，如果该用，令彼自制入之。

倘服不效，自无疑谤，亦不得称赞彼家物色之好，凡此等非君子也。

四戒：凡救世者，不可行乐登山，携酒游玩，又不可片时离去家中。

凡有抱病至者，必当亲视用意发药，又要依经写出药帖，必不可杜撰药方，受人驳问。

五戒：凡娼妓及私伙家请看，亦当正已视如良家子女，不可他意见戏，以取不正，视毕便回。

贫窘者药金可璧，看回只可与药，不可再去，以希邪淫之报。

（二）十要

一要：先知儒理，然后方知医理，或内或外，勤读先古明医确论之书，须旦夕手不释卷，一一参明融化机变，印之在心，慧之于目。凡临证时自无差谬矣。

二要：选买药品，必遵雷公炮炙，药有依方修合者，又有因病随时加减者，汤散宜近备，丸丹须预制，膏药愈久愈灵，线药越陈越异，药不吝珍，终久必济。

三要：凡乡井同道之士，不可生轻侮傲慢之心，切要谦和谨慎，年尊者恭敬之，有学者师事之，骄傲者逊让之，不及者荐拔之，如此自无谤怨，信和为贵也。

四要：治家与治病同，人之不惜元气，斫丧太过，百病生焉，轻则支离身体，重则丧命。治家若不固根本而奢华，费用太过，轻则无积，重则贫窘。

五要：人之受命于天，不可负天之命。凡欲进取，当知彼心顺否，体认天道顺逆，凡顺取，人缘相庆。逆取，子孙不吉。为人何不轻利远害，以防还报之业也？

六要：里中亲友人情，除婚丧疾病庆贺外，其余家务，至于馈送往来之礼，不可求奇好胜，凡飧只可一鱼一菜，一则省费，二则惜禄，谓广求不如俭用。

七要：贫穷人家及游食僧道衙门差役人等，凡来看病，不可要他药钱，只当奉药。再遇贫难者，当量力微赠，方为仁术。不然有药而无伙食者，命亦难保也。

八要：凡有所蓄，随其大小，便当置买产业为根本，不可收买玩器及不紧物件，浪费钱财。又不可做银会酒会，有妨生意，必当一例禁之，自绝谤怨。

九要：凡室中所有各样物具，俱要精备齐整，不可临时缺少。又古今前贤书籍，及近时明公新刊医理词说，必寻参看以资学问，此诚为医家之本务也。

十要：凡奉官衙所请，必要速去，无得怠缓，要诚意恭敬，告明病源，开具方药。病愈之后，不得图求扁礼，亦不得言说民情，至生罪戾，闲不近公，自当守法。

五、胡佛兰德医德十二箴

（一）医生活着不是为了自己，而是为了别人，这是职业的性质所决定的。不要追求名誉和个人利益，而要用忘我的工作来救活别人，救死扶伤，治病救人，不应该怀有别的个人目的。

（二）在患者面前，该考虑的仅仅是他的病情，而不是患者的地位和钱财。应该掂量一下有钱人的一撮金和穷人的感激的泪水，你要的是哪一个？

（三）在医疗实践中应当时刻记住并认识你服务的靶子，并不是你所摆弄的弓和箭，绝不能去玩弄他们。思想里不要有偏见，医疗中切勿用狭隘的眼光去考虑问题。

（四）把你那博学和时兴的东西搁在一边。学习如何通过你的语言和行动来赢得患者的信任。而这些并不是表面的偶然的或是虚伪的。切不可口若悬河/故弄玄虚。

（五）在晚上应当想一想白天所发生的一切事情，把你一天中所得的经验教训和观察到的东西记录下来，这样做有利于患者，有益于社会。

（六）一次慎重仔细的临床与查房，比频繁而又粗疏的临床检查好得多。不要怕降低你的威信而拒绝病人的经常邀请。

（七）即使患者膏肓无药救治时，你应该维持他的生命，为解除当时的痛苦以尽你的义务。如果放弃就意味着不人道，当你不能救他时，也应该去安慰他。要争取延长他的生命，哪怕是很短的时间。这是作为一个医生应该有的表现。不要告诉患者的病情已处于无望的情况。要通过你谨慎的言语和态度，来避免他对真实病情的猜测。

（八）应尽可能地减少患者的医疗费用。当你挽救他的生命的同时，又拿走了他维持生活的费用，那又有什么意义呢？

（九）医生需要获得公众的好评。无论你有多大的学问，多光彩的行为，除非你得到人民的信任，否则不能获得大众有利的好评。你必须了解人和人们的心理状态，一个对生命感兴趣的你，就应该听取那朴质的真理，就应当承认丢面子的过失，这需要高贵的品质和善良的性格。避免闲扯，沉默更为好些。不需要再告诉你了，你应该去反对热衷于赌博/酗酒/纵欲和为名誉而焦虑。

（十）尊重和爱护你的同行。如不可能，最低限度也应该忍让。不要谈论别人，宣扬别人的不足是聪明人的耻辱。只言片语地谈论别人的缺点和小小的过失，可能使别人的名誉造成永久损害，应当考虑这种后果。每个医生在医疗上都有他自己的特点和方法，不宜做轻率的判断。要尊重比你年长的医生和爱护比你年轻的医生，更发扬它们的长处。当你还没有看过这个患者，你应当拒绝评论他们所采取的治疗。

（十一）一次会诊不要请很多人，最多三名。要选适当的人参加。讨论中应该考虑的是患者的安全，不必作其他的争论。

（十二）当一个患者离开他的经治医生和你商量时，你不要欺瞒他。应叫他去听原来医生的话，只有发现那医生有违背原则并确信在某方面的治疗有错误时，再去评论他，这才是公平的，特别在涉及对他的行为和素质的评论时更应如此。

七、赫尔辛基宣言

《赫尔辛基宣言》全称《世界医学协会赫尔辛基宣言》，该宣言制定了涉及人体对象医学研究的道德原则，是一份包括以人作为受试对象的生物医学研究的伦理原则和限制条件，也是关于人体试验的第二个国际文件，比《纽伦堡法典》更加全面、具体和完善。

（一）涉及人体的生物医学研究必须遵从普遍接受的科学原则，并应在充分的实验室工作、动物实验结果以及对科学文献的全面了解的基础上进行。

（二）每一项人体试验的设计与实施均应在试验方案中明确说明，并应将试验方案提交给一个专门任命的独立于研究者和申办者的委员会审核，以征求意见和得到指导。该委员会须遵守试验所在国的法规。

（三）在人体进行的生物医学研究应该由专业上有资格的人员进行，并接受有关临床医学方面专家的指导监督。必须始终依靠一名医学上有资格的人员对受试者负责，而不是由受试者负责，即使受试者已作出同意参加该项研究。

（四）只有在试验目的的重要性与受试者的内在风险性相称时，生物医学研究才能合法地在人体中进行。

（五）开始每一项在人体中进行的生物医学研究之前，均须仔细评估受试者或其人员可能预期的风险和利益。对受试者利益的关注应高于出自科学与社会意义的考虑。

（六）必须尊重受试者自我保护的权利，应采取尽可能谨慎的态度以尊重受试者的隐私权，并将对受试者身体、精神以及人格的影响减至最小。

（七）只有当医生确信试验所致的损害可被检出，他们方可参加该项人体试验。一旦发现其弊大于利，即应停止研究。

（八）在发表研究结果时，医师有责任保证结果的准确性。研究报告与本宣言之原则不符时，不应同意发表。

（九）在人体中进行的任何研究都应向每一名志愿参加的受试者告知研究的目的、方法、预期的受益、可能的风险及不适。应告知受试者有权拒绝参加试验或在试验过程中有随时退出试验的自由。其后，医生应获得受试者自愿给予的知情同意书，以书面形式为好。

（十）在取得知情同意时，医师应特别注意是否受试者与其有上下级关系，或可能被强迫同意参加试验。在此种情况下，知情同意书的获得应由不从事此研究或此研究完全无关的医师来进行。

（十一）在法律上无资格的情况下，按照国家法规，应从合法监护人处取得知情同意。若受试者身体或精神状况不允许，无法取得知情同意书，或受试者为未成年人，按照国家法规，可由负责亲属替代受试者表示同意。若未成年儿童实际上能作出同意，则除从法定监护人外，还须征得本人同意。

（十二）研究方案必须有关于伦理考虑的说明，并指出其符合本宣言中所陈述的原则。

八、夏威夷宣言

（1977年在夏威夷召开的第六届世界精神病学大会上一致通过）

人类社会自有文化以来，道德一直是医疗技术的重要组成部分。在现实生活中，医生持有不同的观念，医生与病人间的关系复杂。由于可能用精神病学知识，技术作出违反人道原则的事情，所以今天比以往更有必要为精神科医生订出一套高尚的道德标准。

精神科医生作为一个医务工作者和社会成员，应探讨精神病学的特殊道德含义，提出对自己的道德要求，明确自己的社会责任。

为了制订本专业的道德内容，以指导和帮助各精神科医生树立应有的道德标准，特作如下规定。

1. 精神病学的宗旨是促进精神健康，恢复患者处理生活的能力。精神科医生应遵循公认的科学，道德和社会公益原则，尽最大努力为患者的切身利益服务。

为此目的，需要对保健人员，病人及广大公众进行不断的宣传教育工作。

2. 每个患者应得到可能好的治疗，治疗中要尊重病人的人格，维护其对生命和健康的自主权利。

精神科医生应对病人的医疗负责，并有责任对患者进行合乎标准的管理和教育。必要时或患者提出的合理要求难以满足时，精神科医生即应向更富有经验的医生征求意见或请会诊，以免贻误病情。

3. 患者与精神科医生的治疗关系应建立在彼此同意的基础上。这就要求做到相互信任，开诚布公，合作及彼此负责。病重者若不能建立这种关系，也应象给儿童进行治疗那样，同患者的亲属或为患者所能接受的人进行联系。

如果患者和医生关系的建立并非出于治疗目的，例如在司法精神病业务中所遇到的，则应向所涉及到的人员如实说明此种关系性质。

4. 精神科医生应把病情的性质，拟作出的诊断，治疗措施，包括可能的变化以及预后告知患者。告知时应全面考虑，使患者有机会作出适当的选择。

5. 不能对患者进行违反其本人意愿的治疗，除非患者因病重不能表达自己的意愿，或对旁人构成严重威胁。在此情况下，可以也应该施以强迫治疗，但必须考虑患者的切身利益，且在一段适当的时间后，再取得其同意；只要可能，就应取得患者或亲属的同意。

6. 当上述促使强迫治疗势在必行的情况不再存在时，就应释放患者，除非患者自愿继续治疗。

在执行强迫治疗和隔离期间，应由独立或中立的法律团体，允许患者通过代理人向该团体提出申诉，不受医院工作人员或其他任何患者的阻挠。

7. 精神科医生绝不能利用职权对任何个人或集体滥施治疗。也绝不允许不适当的私人欲望，感情或偏见来影响治疗。精神科医生不应对没有精神病的人采用强迫的精神病治疗。如患者或第三者的要求违反科学或道德原则，精神科医生应如实告知患者。

8. 精神科医生从患者那里获悉的谈话内容，在检查或治疗过程中得到的资料均予以保密，不得公布，要公布得征求患者同意，或因别人的普遍理解的重要原因，公布后随即通知患者有关泄密内容。

9. 为了增长精神病知识和传授技术，有时需要患者参与其事，在患者服务于教学，将其病例公布时，应先征得同意，并应采取措施，不公布姓名，保护病人的名誉。

在临床研究和治疗中，每个患者都应得到尽可能好的照料，把治疗的目的，过程，危险性及不利之处全部都告诉患者后，接受与否，应根据自愿。对治疗中的危险及不利之处与研究的可能收获，应作适度的估计。

对儿童或其他不能表态的患者，应征得其亲属同意。

10. 每个患者或研究对象在自愿参加的任何治疗，教学和项目中，可因任何理由在任何时候自由退出。此种退出或拒绝，不应影响精神科医生继续对此患者进行帮助。

凡违反本宣言原则的治疗，教学或科研计划，精神科医生应拒绝执行。

参考文献

[1] 郝军燕，周鸿艳．医学伦理学［M］．北京：中国医药科技出版社，2021.

[2] 陈飋．医学伦理学．2 版．南京：江苏凤凰科学技术出版社，2020.

[3] 医师资格考试指导用书专家编写组．2022 国家医师资格考试医学综合指导用书医学人文概要［M］．北京：人民卫生出版社，2021.

[4] 陈明华．医学伦理学［M］．北京：人民卫生出版社，2020.

[5] 夏曼，王柳行．医学伦理学实训及学习指导［M］．北京：人民卫生出版社，2019.

[6] 王卫红，杨敏．护理伦理学［M］．北京：清华大学出版社，2019.

[7] 温茂兴，张绍昇．护理伦理与法律法规［M］．北京：高等教育出版社，2020.

[8] 万婷．医德与伦理［M］．北京：科学技术文献出版社，2018.

[9] 傅学红，乔瑜．护理伦理与法律法规［M］．武汉：华中科技大学出版社，2022.

[10] 杨小丽．医学伦理学［M］．北京：科学出版社，2017.

[11] 王柳行，夏曼．医学伦理学［M］．北京：人民卫生出版社，2019

[12] 王明旭，赵明杰．医学伦理学［M］．5 版．北京：人民卫生出版社，2020.

[13] 周山东，王泽应．突发公共卫生事件中公民健康责任的伦理分析［J］．东南学术．2020，（06）：96 - 102.

[14] 刘星．突发公共卫生事件临床研究伦理指南［J］．中南大学学报（医学版）．2020，（08）：881 - 885.

[15] 张剑源．人们因何团结？——公共卫生危机中的科学主义、责任伦理与法治［J］．清华法学．2021，（02）：108 - 120.